ケトン食の
名医が教える

糖質制限はやらなくていい

エビデンスにもとづいた
科学的に正しい食事

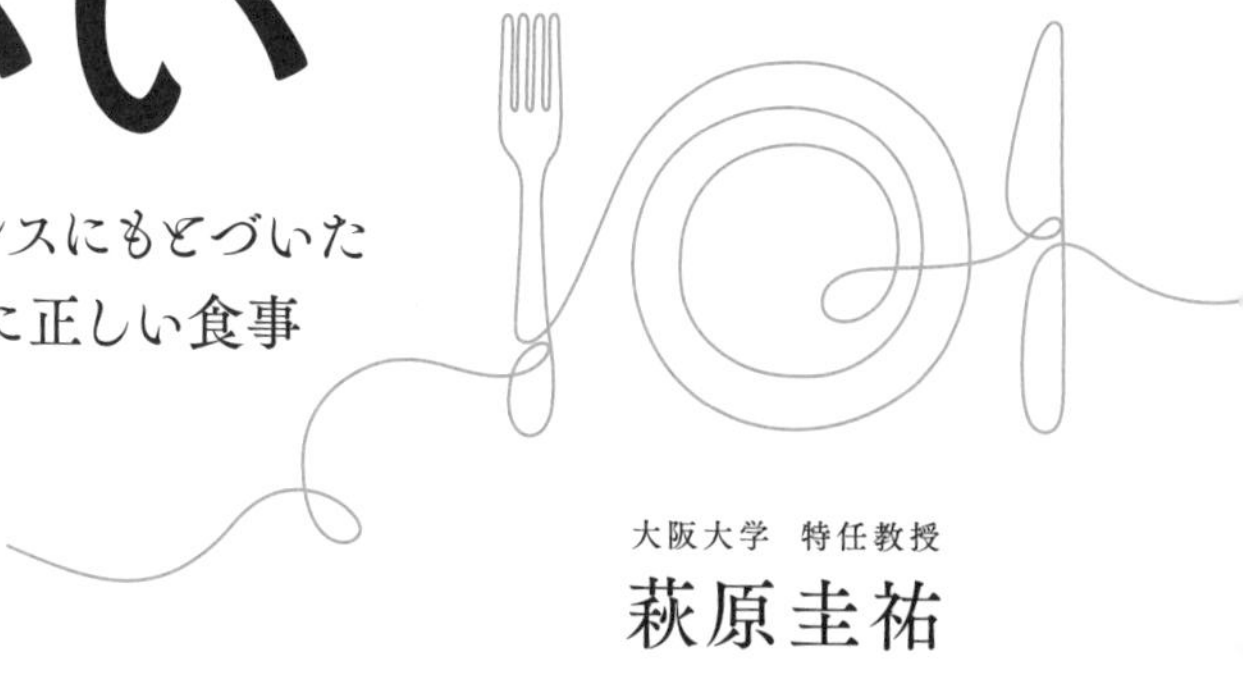

大阪大学　特任教授
萩原圭祐

ダイヤモンド社

はじめに

糖質のとり方を含めた食事のあり方を考えてみませんか

皆さんは、糖質をとることにどんなイメージを持たれていますか？　私が診療する方々の声から拾うと、

「最近、ちょっと体重が気になるな～」

「じゃ、ご飯（お米）をやめて、糖質を減らしたらいいんじゃない！」といった感じで、糖質を減らせば、簡単にやせられるというイメージになっていると思います。

その他には、

「糖質のとりすぎは、がんにもよくないらしいよ」

「じゃ、親戚の人に糖質をとるのをやめるように話しておこう」

そんな感じで、一般に糖質のことが捉えられているように思います。

しかし、手っ取り早く、お米を食べるのを減らすことが、日本人の健康に本当に役立つのでしょうか？　糖質に対する世間で言われている常識をもう一度、考えて直してみませんか？　本書は一見、正しいと思われている健康常識を、私が知りうる範囲で検討し直したものです。

糖質制限をしたからといって健康になるわけではない

私は、大阪大学医学部附属病院の総合外来で内科医をしながら、10年以上にわたり、現在進行形でがん患者さんに向けて「ケトン食」の研究を続けています。普段は、がんや難病の患者さんを対象に、診療や研究を行っています。

ケトン食とは、糖質を控えて脂質を増やすことで、肝臓でつくられるケトン体の産生を誘導する食事のことです（ケトン体については、第3章で詳しく説明します）。ケトン食では、世間で言われる糖質制限よりはるかに厳しい糖質の管理を行って、しっかり脂肪（脂質）をとる食事を指導していきます。

この10年、たくさんのステージⅣ（がんが最も進行し肺や肝臓に転移している状態）のがん患者さんと一緒に、どうやって糖質量を管理したらいいか、私は誰よりも真剣に取り組み、世界に向けて、その研究成果を発表してきました（Hagihara et al.Nutrients2020,Nakamura et al. Nutrients2020）。

おかげさまで、その成果は高く評価され、私たちのがん患者さんとの協力のもと研究を重ねたケトン食の方法論は、アメリカ、シンガポール、日本でも特許を取得することができました。

がむしゃらに走り抜けて10年が過ぎ、ふと立ち止まって世間を見回すと、一般の糖質に対する考え方が、患者さんたちと一緒になって積み上げて構築してきた糖質への理解と大きくかけ離れていることに気が付きました。

糖質制限は、日頃、糖質依存の生活をしている人たちへの警鐘として、一定の役割を果たしたように思います。確かに糖質のとりすぎはよくありません。

しかし、本文中でも解説しますが、**お米は悪者ではないし、糖質を制限したから健康になるわけでもありません**。当たり前の話ですが、どんないい方法も、その方法にふさわしい人たちが実践しないと意味がないのです。

血圧が高い人たちが、血圧を下げる薬を飲むのはいいけれど、血圧が正常の人が、薬を飲む必要がないのと同じことです。

そもそも、**健康な人たちや、体づくりに糖質が必要な若い年代では、糖質制限をする必要はない**のです。むしろ、もっと和食を見直して、本来、日本人が営んできた健康な生活を取り戻すべきだと思います。

本書は、

「最近、なんとなく調子が悪いな」

「もっと、健康で生き生き生活したい」

「家族にがんになる人が多くて心配」

などと思っている方々に手に取ってもらいたいと思っています。

本書では、世間では注目されていませんが、すでに蓄積された食に関連する多くのエビデンスをできるだけわかりやすく紹介しています。さらに興味のある方々には、詳しく巻末で解説し、検索できるようにしています。

加えて、ケトン食に関しても、科学的に評価された最新の報告と私の研究室で積み上げてきた研究成果をわかりやすく解説しました。かといって、その内容は、決して小難しいものではありません。私の外来を訪れ、研究に協力してくれた、たくさんの患者さんが実践して効果が確認されていることなのです。

世間では、たくさんの糖質制限に関する書籍が出ており、私のところに来る患者さんたちが誤解されていることがあります。糖質とケトン体はまるで敵対する関係だと考えている方が実に多いということです。しかし、実際、私の研究ではそのような事実はなく、「糖質とケトン体」は「太陽と月」のように補完し合う関係なのです。

そのリズムを理解し、**ケトン体の働きが回復し維持されたら、健康や若さを保てる**のです。本書では、そのために、日常における食生活や運動などで実践できることも紹介しています。

医療の最先端の研究にもとづいた最新の健康常識を紹介

第1章では、そもそも、糖質制限が必要な人と、必要ない人のちがいについて説明しています。糖質制限を考えるなら、まずあなたの空腹時の血糖値や握力を調べてください。第1章を読めば、健康のために何が必要か、あなたの体の状態がどこに当てはまるのかを理解できると思います。

第2章では、1日2食など世の中で話題の健康常識について解説しながら、食を考えるときに必要な栄養バランス、腸内細菌叢《そう》（腸内フローラ）、脂肪の必要性、そして老化と炎症の問題について解説しています。第2章を読めば、健康に必要なものが何かを理解できると思います。

第3章では、健康を維持増進するために働くケトン体の驚きのメカニズムとケトン食の基本について解説します。**ケトン体は、脂肪酸とたんぱく質を材料に肝臓内でつくられます**。すでに説明したように、糖質とケトン体は、「太陽と月」の関係なのです。糖質制限は、ケトン体の働きを取り戻すきっかけにすぎません。第3章を読めば、ケトン体を使った健康を維持するコツが理解できます。

第4章では、私が10年以上にわたって研究してきたがんケトン食療法とは何か、がんなどの病気に対する効果や可能性について解説しています。がんケトン食療法の臨床効果は、「ハンマーで頭をどつかれた」ような衝撃を内科医である私に与えました。その成果をご紹介します。

第5章では、第1～4章の解説を踏まえ、研究成果を簡単に実践できる方法を解説しています。健康長寿のカギとなるおすすめの食材やメニュー、生活習慣やおすすめの運動を紹介しています。

私が長年研究してきたケトン食療法が、今後、医療の世界で当たり前のように取り入れられるようになれば、がん治療やがん予防、糖尿病治療やダイエットなど、医療の世界を大きく変えていくことになると予想されます。

さらに、医療の分野にとどまらず、**健康長寿のカギとなるケトン体の働きを幅広く私たちの日常生活にも応用すれば、さらなる健康増進に役立つことが期待できます。**

本書で紹介するのは、医療の最先端研究にもとづいた新たにアップデートできた情報であり、あなたの健康常識を一変させるものになると思います。

どうか期待して、健康の新常識への扉を開いてみてください。

2023年1月

萩原圭祐

目次

第2章 食事から健康常識を考え直す

第3章

老けない体、健康長寿のカギ、ケトン体とは何か？

第4章

長生きしたければ食事を変えなさい

ケトン食の凄い効果

第5章

健康長寿につながる食事と習慣

第1章

糖質制限が必要な人、必要ない人のちがい

① そもそも、何のために糖質を減らすのか?

糖質をとりすぎてはいけない……。

最近は、当然のように、そう言われるようになってきました。

・私たちは普段の生活で糖質をとりすぎてしまっている
・1日3食では、どうしても糖質オーバーになる
・糖質は脂肪となるので、体脂肪率を下げる必要がある
・そのために私たちは糖質制限をしなければならない
・ダイエット以外にも、高齢者でも、あるいはがんの患者さんでも、糖質制限が求められる……

そこでまず知っていただきたいのは、「**糖質**」とは何かということです。

そもそも糖質とは、脂質・たんぱく質と並んで人間に必要なエネルギー産生栄養素（以前は三大栄養素とよんでいました）の一つである、「**炭水化物**」の一部です。

炭水化物の多くは「**糖質＋食物繊維**」から成り立っています。

糖質はさらに細かく分類されますが、専門的になるので、詳しくは巻末を参照してください。[*1]

その糖質を多量に含む食べ物には、ご飯、パン、麺類、イモ類、根菜類、甘いお菓子、ビール、日本酒などがあります。

つまり、私たちが日常的にとっている「美味しいもの」の多くには、糖質が豊富に含まれています。

だから糖質制限をしようとすると、「ご飯（お米）はやめておこう」と主食の量が減ることになるわけです。

確かに、体重が気になるときに、ご飯の量を減らせば、割と簡単に体重は減ります。でも、長い目で見たときに、その判断は果たして正解なのでしょうか？

1日3食でも、糖質オーバーにはならない

たとえば、私たちは本当に糖質をとりすぎているのでしょうか？

実は、答えはむしろ逆なのです。

厚生労働省の報告によれば、高度経済成長の時期に摂取エネルギーは一時増えますが、その後は減少して、戦後すぐに80％近くを占めた炭水化物（糖質）は50％近くまで低下しています。[*2]

1日3食でも、1食あたりお茶碗1杯程度のご飯なら糖質オーバーにはなりません。

お茶碗1杯のご飯でお米150〜200g、約50〜70g程度の糖質になりますが、3回とっても糖質量は150〜210gです。これは、男性成人の標準糖質量300〜350gを全く超えていないのです。糖質オーバーになる要因は、みなさんもお気づきのように間食やデザート、おやつにあります。

体内の余った糖質は脂肪（皮下脂肪、内臓脂肪など）として蓄積されますが、**脂肪はそもそも生きるために必要なもの**なのです。

脂肪は、私たちの体内で様々なよい働きをしてくれる「ケトン体」という物質をつくり出すために欠かせないものです。

ですから、よほどのことがない限り、脂肪を減らそうとして無理に糖質を減らす必要はありません。

世界的に見ても、日本人の肥満率は低い

そもそも、日本はBMI（ボディ・マス・インデックス：肥満度指数）30以上の肥満者が4・6％と先進国の中でも飛び抜けて少ないのです。

かたやアメリカは42・8％という数字です。それなのに、これ以上、私たちはやせる必要があるのでしょうか。[*2]

世界で行われている最新の研究結果や、私の研究室で行っている「がんケトン食療法」の研究結果から、**健康の維持増進に必要なことは、ケトン体の働きを活性化させることであるとわかってきました。**

そもそも、何のために糖質を制限するのでしょうか？

私たちは、今一度考え直す時期に来ているのだと思います。

もちろん、健康の状態を考えて、糖質を控えたほうがいい人たちもいます。それは、健康診断などでメタボリックシンドローム（代謝異常症候群）を指摘された人や、私の診療しているがんの患者さんなどです。ただし、がんの患者さんは糖質だけを制限しても、残念ながら効果はありません。後ほど説明するがんケトン食療法が必要になってきます。

そういった意味において、そもそも**健康な人が糖質制限をする必要はありません**。

大切なことは、健康を維持増進するために適正な糖質量を摂取することです。

本書では、みなさんに、自然体で過ごせる**健康生活を手に入れてもらうため、最新の医学研究の成果をお届けしていきます**。

糖尿病治療のパラダイムシフト

ちなみに、**糖質量が最も問題となる病気である糖尿病の治療において、今、パラダ**

イムシフトが起こっています[*3]。

ＳＧＬＴ２阻害薬という、腎臓で再吸収されるグルコース（最も中心となる糖質であるブドウ糖を意味します。以下ブドウ糖のことをグルコースと記載します）を尿中に排出させる薬が発売され、インスリン治療（インスリンは血液中のグルコースを細胞に送り込む働きをするホルモン）では得られなかった驚きの臨床効果が得られたのです。

その効果は、どうやら、本来私たちが持っているケトン体の働きが回復することだとわかってきたのです。**詳しくは巻末を参照してください**[*4]。

では、ケトン体が誘導され、うまく働いている体の状態とは、どういった状態でしょうか？

実は、日常での目安は、すごく単純です。毎朝、気持ちよく起きて、普通に学校や仕事に行って日常生活が過ごせるかということです。

では、なぜ気持ちよく目が覚めるのか？　元気に過ごせるのか？

ケトン体やケトン食については、かなり専門的な話になりますので、第３章、第４章で説明します。まずは、糖質制限が必要ない人、必要な人について説明します。

②糖質制限が必要ない人とは？

まずは、糖質制限が必要ない人たちを、私のケトン食の研究を踏まえて説明します。

そもそも**見た目を気にして脂肪を減らそうと**、ダイエットで糖質制限をする若い女性がいますが、医師として**糖質制限はおすすめしません**。

それなら、まず和食を基調とした食生活に変えることをおすすめします。和食の有用性については、第5章で詳しく説明しています。

そもそも脂肪からは、卵巣を刺激して女性ホルモンを誘導するレプチンが産生されるので、脂肪が少ないと月経が不順になる可能性があります。[*5]

体には、適度な脂肪が必要なのです。

糖質制限するよりもむしろ、適正な運動や筋肉量の維持が大切になります。

糖質は、人間に必要なエネルギー産生栄養素の一つです。

糖質は、体を成長させたり、体を動かすために必要なものであり、主食としてとり入れるだけあって最も基礎的な栄養になっています。

ですから、体が成長している途中の**10代から20代では、何か病気がある場合を除いて、基本的に男女を問わず糖質制限をする必要はない**と、私は考えています。

なぜなら、若い間は、ケトン体の働きによるサーカディアンリズム（概日リズム：昼と夜で体温が変わるなどの日内変動）の調整作用や抗炎症効果（炎症を抑える効果）などがしっかり働いているからです。結果的に、筋肉と脂肪のバランスが整って適正な体型が維持され、いわゆるダイエット効果を発揮することになります。

これは、社会人でも学生でも、主婦の方でも同様です。

自己流の糖質制限は、おすすめできない

また20代に限らず、肉体労働の人はもちろん、毎日の仕事で多少なりとも筋肉を使い、頭脳労働もしているという人なら、基本的に糖質制限をする必要はないと思います。

詳しくは第3章で説明しますが、筋肉量の維持はケトン体の働きと密接にかかわっているからです。

私の診察室にいらっしゃる患者さんでも、よかれと思って自己流の糖質制限をした結果、次のような症状を訴える方が多く見受けられます。

・疲れやすい
・乾燥肌で肌がカサカサになる
・冷え症

なぜ、このような症状を訴えるのでしょうか？

「糖質制限」によって起こる体の変化

炭水化物の中で、その多くを占める糖質は、体にとって重要な栄養素です。

そのことを踏まえたうえで、「糖質制限」によって生じる体の変化について考えてみましょう。

実は、がん患者さんに私の開発したがんケトン食療法を試してもらう前に、自分で糖質制限食をやってみたことがあります。

お米を一切食べずに、1か月を過ごしました。そのときの糖質の摂取量は、おそらく成人の1日の摂取量300gから50～70g程度にまで減少したと思います。するとどうなったか？

唇がカサカサになり、肌も少し荒れてしまいました。これは、糖質制限によって食事が偏り、ビタミンなどの微量元素が足りなくなった影響です。

一時的に体重は2～3kg減りました。

摂取カロリーが減少していますので、当然なのですが、では、このとき体はどんな状態になっていたのでしょうか。

頭では糖質制限をやっているつもりでも、体は、自分が「無人島か冬山で遭難した」と認識し、必死になって血糖値（血液中のグルコースのレベル）が回復するシステムを作動させたのです。

糖質の摂取量が減ったことにより、体の中では「**糖新生**《とうしんせい》」という仕組みが働きます。これは、筋肉からたんぱく質のアミノ酸を分解し、アミノ酸をもとに体内でグルコースをつくり出す働きのことです。

つまり、口からの糖質量を制限したとしても、体には体内で糖をつくり出し、足りなくなった糖分を補うというメカニズムがあるのです。

加えてグルカゴンというホルモンにより、肝臓に溜まっているグリコーゲン（グルコースがたくさんつながった多糖類）が分解され血液中にグルコースが放出されます。[*6]

第4章でも説明しますが、実際、厳しい糖質制限を行うケトン食を実施した患者さんの血糖値は、極端な低血糖にはならず、体内での糖新生により血糖値が安定化することがわかっています。

この糖新生という血糖値が安定する仕組みがうまく働くと同時に、今度は少ない糖質をできるだけ補給しようと、体は、あらゆる食品から無駄なく糖質を吸収する体質に変化していきます。そして、腎臓からの糖質の再吸収システムが活発になります。しかし、同時に筋肉量は減っていきますので、徐々に基礎代謝、エネルギーを消費する力が落ちていきます。筋肉量の多い少ないが基礎代謝量と直接的にかかわっているのです。

結果、体はどんどん太りやすくなっていき、これがいわゆる「リバウンド」と呼ばれる状態を引き起こします。

実際に、私も糖質制限をやめたら、あっという間に体重は元に戻りました。

ですから、**がんばって糖質制限をして無理に体重を落としても、体は「遭難しているぞ」と錯覚して、今度は、あらゆるものから減った分の糖質を取り戻そうとする**わけです。これではいくら、「食べる量を減らそう」「リバウンドを防ごう」と努力しても空回りします。

がんばって糖質を抑えれば抑えるほど、体はより一層糖質を吸収しようと、がんばり出す。やがては、元の体重以上に太ってしまうのです。

これに逆らってさらに糖質をとらないようにすると、逆にカロリー不足、偏った栄養状態になって、筋肉は減少し、基礎代謝はますます低下していきます。

大変残念なことですよね。

では、どうすればいいのかといえば、**筋肉を維持しながら、体に蓄積された脂肪をゆっくりと分解し、脂肪酸としてエネルギーに変えていけばいい**のです。

私が研究している「ケトン食」は、まさにそのためにぴったりな方法なのです。

③ 冷えの背景には、糖質制限による筋肉量の低下がある

体の冷えを訴える女性は、少なくありません。

では、なぜ体が冷えやすくなるのでしょうか？

女性の場合は、そもそも筋肉量が少ないので、糖質制限をすると筋肉量が減少する方向に向かいます。その結果、基礎代謝は低下し、冷えを感じるようになります。

そして、その状態が続くと「**サルコペニア**」になってしまう可能性が挙げられます。

「**サルコペニア**」とは、**筋肉の量が減って筋力が低下している状態**を指しますが、本来は高齢者で問題になるものです。

実際に、2020年に報告された研究では、糖質制限と運動を組み合わせた結果、体重やコレステロールなどの数値はよくなりましたが、筋肉量が統計学的に有意に減

少したことが報告されています。[*7]

この研究が示すのは、筋肉量が減らないように運動を組み合わせても、筋肉量が減ってしまったということです。つまり、**自己流で安易に糖質制限ダイエットを行うと、健康の維持に必要な筋肉量が十分に保てなくなる可能性がある**のです。

それでは、基礎代謝が低下し、リバウンドしやすい体質を招いてしまいます。結果的に基礎代謝の低下が、冷えも招くということです。

産後の女性の半分ぐらいがサルコペニア状態に

筋肉量が減って筋力が低下するサルコペニアですが、筋肉量は、従来は40歳くらいから減少すると言われていました。[*8]

しかし私たちの研究では、若い人でも筋肉量が足りなくて、サルコペニアに近い状態になっていることが明らかになりました。

私の研究室は、京都大学大学院の明和政子研究室と子育て世代の母子を対象に共同研究をしています。20代〜30代の子育て世代のお母さんを調べたところ、産後の女性について驚いたことに、半分ぐらいの方がサルコペニアに近い状態になっていたのです。[*9]

おそらく、元々筋肉量が少ない状態で、妊娠出産を経験し、さらに筋肉量が減ってしまったことが予想されます。

十分な筋肉量がないと、当然、疲れやすくなり、一日中動き回る子供たちにもついていけなくなります。この状態では、子育てにも影響が出てくるのではないかと、とても心配になるような結果でした。

この研究結果が意味することは、出産後は、体の回復を目指して、十分な栄養を摂取し、同時に筋力・筋肉量をしっかり戻す必要があるということです。

高齢になっても元気でいるためには、筋肉の「貯筋」が大切

現在、日本は少子超高齢社会を迎えています。サルコペニアは、**フレイル（要介護の予備軍）**を招くと言われています。[*8]

高齢になっても元気でいるためには筋肉量が大切で、「**貯筋**」ということも言われているくらいです。

つまり、若い時から筋肉量が減ってしまうと、一段と筋肉量が減ってしまう高齢者になったときに、簡単にまともに動けない体になってしまうのです。

少子超高齢社会では、これからは高齢になっても働いて、介護・寝たきりを予防する必要があります。そのためには、若い時から筋肉量が減らないような生活習慣や食習慣が必要になっていきます。

このままでは、日本の将来がとても心配になります。

ですから、子育て世代においても、無理に糖質を制限する必要はないと思われます。

④ 糖質制限が必要な人は、どんな人？

逆に、糖質について真剣に考えなければいけないのは、人間ドックなどで**メタボリックシンドロームの兆候を指摘された人たち**です。

この場合は当然、体重超過ですから、糖質制限ではなく、まず初めに糖質過剰の自らの食生活のスタイルを見直すことが必須です。何よりもあなたの糖質適正量を理解することなのです。

そして、体重の減少を目指すなら、適正な糖質量を設定し、筋肉量や筋力も意識していく必要があります。

次に、糖質を気にする必要があるのは、以下に該当する人たちです。

- **年齢が50歳前後である**
- **空腹時血糖値が１００mg／dℓ《ミリグラムパーデシリットル》を超えている**

・**筋力（握力）が低下している（男性40kg未満、女性25kg未満）**

これらの人たちは、ゆるやかに糖質のとり方を変えていくことが、病気や老化予防のためにも、とても重要です。

糖質制限は、なんとなく主食のご飯（お米）を抜けばいいと思われている印象がありますます。しかし、適正な糖質量を設定し、実践するときには、自己流の判断ではなく、医師や管理栄養士に相談して取り組むことをおすすめします。

50歳を境に1日の基礎代謝量は減少する

では、なぜ50歳前後になると糖質を気にする必要があるのかと思われるでしょうが、実は、男女ともにこの年代になると、消費エネルギーが目に見えて減少していくからです。

1日の総エネルギー消費量は、基礎代謝量が約60％で、食事に関連した消費が約10

%、身体活動量いわゆる運動が約30%と言われています。[*10]

そして、50歳を境に、1日の基礎代謝量が減少します。

男性の場合は、1530キロカロリー→1400キロカロリーへ、女性の場合は、1150キロカロリー→1100キロカロリーへと減少します。

そうすると、それまでと同じ量を食べていれば、知らない間に太ってしまうのです。[*10]

空腹時血糖値で、がん患者の寿命を予測できる

血糖値の正常値は、一般的には70〜110mg／dℓになります。

ですから、空腹時の血糖値が100mg／dℓを少し超えていても、それは問題ないように見えます。

第3章でも詳しく説明しますが、食事をとっていなくても、空腹時血糖値が100mg／dℓを超えているのは、主に次の三つの理由が考えられます。

一つ目は、筋肉量が減少し、筋肉におけるグリコーゲン（グルコースがたくさんつ

ながった多糖類）の蓄積効果が減弱し、その結果、血液中のグルコースが筋肉に取り込まれずに血糖値が上昇する。
二つ目は、単純に糖質の摂取が過剰であること。
三つ目は、老化に伴う軽度の炎症があってインスリンの効果が弱くなり、糖の細胞への取り込みが低下する（インスリン抵抗性と言われます）などの可能性があること。

後ほど説明しますが、がんケトン食療法を実践したがん患者さんの寿命（予後）にかかわる三つの因子の一つは、**空腹時血糖値**なのです。

私たちの検討により、空腹時血糖値が90mg／dℓ未満の患者さんの予後は、90mg／dℓ以上の患者さんより良好なことが明らかになりました。[*11]

なぜかと言えば、体に炎症がないことでインスリンの働きが維持され、それにより栄養状態がよければ筋肉量が維持されるので、筋肉に糖質がグリコーゲンとして効率よく取り込まれるからです。

最後に、**握力低下（男性40kg未満、女性25kg未満）**についてですが、握力は様々な研究で、全身の筋肉量や筋力の総和を表していると考えられています。

この点に関しては、次に詳しく説明します。

5 人間の寿命を決定するのは、筋力と筋肉量だった

私は長年、フレイル・サルコペニアの研究も行ってきましたが、国内外の研究から、明らかになってきたことがあります。それは、

「**人間の寿命を決定するのは、筋力と筋肉量**」であるということです。

高齢者の筋肉量と筋力を調査した研究では、70代の男女2292人を6年以上フォローし、寿命と筋肉量、筋力の関係が調査されました。

その結果、驚いたことに**大腿四頭筋《だいたいしとうきん》の筋力と握力が寿命にかかわっていた**のです。

CT（コンピュータ断層撮影）などで測定した筋肉量は、寿命とは関係なかったのです。[*12]

この調査は、海外の結果ですが、九州大学の疫学研究でも同様の結果が報告されています。久山町研究とは、日本で最も定評のある疫学研究で、１９８８年から２００７年にかけて、２５２７人の40歳以上の男女を、握力の強さによって3群に分けて調査しました。その結果、**握力の最も低い群と比べて、握力の高い群では死亡率が低下する**ことがわかりました。

男性においては、総死亡率、循環器系疾患《しっかん》、呼吸器系疾患、その他の疾患において、女性においては、総死亡率、循環器系疾患、悪性腫瘍《しゅよう》、呼吸器系疾患、その他の疾患において有意に死亡率のリスクが低下したのです[*13]。

この二つの研究で問題となるのは、握力なら**男性40kg未満、女性25kg未満**なのです。

その他にも、京都大学医学部から肝移植患者の術後の寿命（予後）についての検討が報告されています。本研究では、２００８年１月～２０１３年10月までに生体肝移《せいたいかんい》植《しょく》を受けた成人患者２００名を対象に、術前の骨格筋の質が生体肝移植後の予後に及ぼす影響について調査が行われました。

ＣＴによって、筋肉量と脂肪量が検討された結果、筋肉内の脂肪組織量が高く、大《だい》腰筋《ようきん》量の指数が低い患者では、移植後の死亡率が高いことが明らかになったのです。[*14]

この結果を受けて、京都大学で生体肝移植を受ける患者さんたちは、懸命に筋トレに励むようになりました。

その他にも、心疾患患者2万3480人を対象とした七つの研究では、握力の度合いによって心臓死、全死亡、心不全による入院を予測できることが明らかになったのです。[*15]

これらのデータが示すことは明らかです。繰り返しになりますが、

「人間の寿命を決定するのは、筋力と筋肉量」なのです。

つまり、健康のためには、体を鍛えて筋力や筋肉量を増やすことが、とても効果的なのです。でも、なかなか運動は続かないという方々も多いと思います。

漢方の牛車腎気丸には、サルコペニアを改善する効果がある

私たちの研究室では、これまで老化の症状に経験的に用いられてきた牛車腎気丸《ごしゃじんきがん》という薬剤の効果を検討してきました。

これは従来、主に足腰の痛みやしびれを改善する薬として経験的に使用されてきた漢方薬です。

私たちは、漢方の老化の概念をヒントに、牛車腎気丸の研究を進めてきました。通常より老化が速くなる老化促進モデルマウスでは、筋肉量が減少し、筋肉でのグリコーゲンの蓄積が減少しますが、牛車腎気丸を投与すると筋萎縮は劇的に予防され、グリコーゲンの蓄積が改善し、炎症を起こすサイトカイン（ＴＮＦ－α）も低下することを明らかにしました。[*16]

その他にも、痛みの改善効果や中枢神経《ちゅうすうしんけい》の保護効果があることがわかり、さらに、サイトカインの産生を抑制する生薬由来《しょうやくゆらい》の化合物も明らかにしています。[*17～19]

現在、ヒトにおけるサルコペニアやフレイルへの効果を検討中ですが、牛車腎気丸が、筋肉の老化であるサルコペニアを改善する効果は、十分期待できます（興味がある方は、前著『漢方がみちびく心と体のレジリエンス（回復力）』（大阪大学出版会）を参照ください）。

では、筋肉量が維持されれば十分なのか？

そんなことはありません。食事という問題を考えるうえでは、消化管の機能というものが、とても重要です。次に、その点を説明します。

6 「お腹が空いたら、ご飯を食べる」という食習慣の大原則

糖質は、生きていくうえで必要な栄養素です。

とはいえ、体の要求に従って、空腹感を感じたときにムシャムシャと好きなだけ食べていたら、それこそブクブクと太ってしまうのではと、心配になる人もいるかもしれません。

そこで考えてみたいのは「お腹が空《す》く」という現象は、一体どういうことなのかということです。これには胃から分泌される、「**グレリン**」という消化管ペプチドホルモンが関与していることがわかっています。[*20]

胃で分泌されたグレリンは、迷走神経（脳神経の一つ）を介して、脳の中枢の食欲中枢に働きます。その結果、「お腹が空いた」という空腹感が生まれるのです。

そして、空腹が満たされるとドーパミンなどのホルモンが分泌されて快感が生まれ、私たちの食欲は満たされます。

胃で分泌され食欲を促すグレリン以外にも、消化管で分泌されるホルモンがあります。その中で、小腸から分泌される重要なホルモンが、「**GLP－1（グルカゴン様ペプチド1）**」です。

GLP－1は、すい臓に働きかけてインスリン（血液中のグルコースを細胞に送り込む働きをするホルモン）の分泌を促します。それも、小腸が動き出したときだけです。これにより、必要最低限のインスリンの分泌が誘導されるのです。[*21]

お腹が空いた、美味しかったには、隠れたメカニズムがある

どうして私たちの体には、このグレリンやGLP－1のようなホルモンが分泌される仕組みが備わっているのでしょうか？

それは、非常に単純で、**体が食べ物を欲しているから**です。

グレリンが分泌されるのは、体内のエネルギーが減っているサインで、食事から栄養を取り込み、脂肪や筋肉を増やして成長を促すためです。[*20]

ＧＬＰ－１は、取り込んだ糖質を、効率よく吸収するために分泌されます。

実際に、**成長期の若い人の場合、グレリンの分泌の際に、成長ホルモンを誘導する作用がある**こともわかってきました。[*20]

つまり、**「胃からグレリンを出す＝お腹を空かしてから、ご飯を食べる」**という行為は、健康にとってても大事なサイクルになるのです。

胃からグレリンを出して、お腹を空かしてからご飯を食べる――。それが食事の基本中の基本なのです。

お腹が空かなければ、無理に食べる必要はない

一方、高齢になると、だんだんとこのグレリンの分泌が鈍くなることがわかっています。すると「お腹が空く」という感覚がなくなり、食後もドーパミンが出なくなります。空腹感もないし満腹感もないから、認知症の方には「ご飯を食べても覚えていない」ということが起こりうるわけです。

ということは、「お腹が空いたけれど我慢する」という行為は、体の成長にはよくないことになります。

たとえば「お腹が空いた！」と普段言っている女の子たちが、ダイエットで食事を抑えようとします。

でも、本来の体は「成長のための栄養」を求めているのですから、それだとあるべき成長がなされにくくなるわけです。

食べることを必要以上に抑えるのではなく、もっと体の声に耳を傾けるべきなのです。そして、お腹がいっぱいになったら、その分だけ運動すればいいのです。

逆に言うと、**お腹が空かなければ、無理に食べる必要はありません**。

どんなに栄養のある食べ物でも空腹感がないときに食べたのでは、グレリンやGLP－1などの消化管ペプチドが分泌されないので、あまり栄養にはならないのです。

つまり、「**今はお腹いっぱいだからいいわ**」とか、「**今日はこの辺で結構です**」と言えるようになるだけで、糖質制限をしなくても、十分に食べすぎを回避できるように、本来の人間の体はできているのです。

7 「ケトン食」を基本とした食習慣が、様々な体の不調を解消する

食べても太ることなく、それどころか必要な筋肉は維持され、不要な脂肪を除去してくれる食事。

しかも、病気の予防にも効果があり、健康増進効果も見込める〝質も効率も都合もいい食事〟。

私がそう考えているのが、本書で紹介する「**ケトン食**」です。

ケトン食とは、肝臓で生成される代謝物質である「ケトン体」をつくりやすくする食事のことです。

ケトン体とは、「脂肪酸」と「たんぱく質」をもとに肝臓内で合成してつくられます。

これが血管を通して筋肉や脳に運ばれ、細胞内のミトコンドリア（細胞小器官）によ

ってエネルギーに変換され、様々な組織で使われます。

私たちは、糖質などの栄養素を「脂肪」にして皮下や内臓などに蓄えていますが、お腹が空いてエネルギーが足りなくなると、脂肪から脂肪酸が取り出され、それを肝臓内でたんぱく質と反応させ、ケトン体をつくって、これをエネルギーに変えているのです。[*57]

どんなときにケトン体が働くかといえば、簡単に言うと「お腹が空いたとき」「夜間、寝ているとき」などです。

喩えて言えば、**糖質とケトン体は、太陽と月のような関係**です。

その仕組みがうまく働けば、健康な毎日を送ることができるのです。

詳しくは、第3章で説明します。

第2章

食事から健康常識を考え直す

①「朝ご飯抜き」は、体にいいのか？

ここまで、糖質制限の必要性を見直してきましたが、その観点から、改めて現在、言われている健康常識についても説明していきます。

糖質制限ダイエットをやっていなくとも、なんとなく健康の秘訣としてよく聞くのが、**「朝ご飯抜き」の食習慣**ではないでしょうか。

朝を抜いたほうが、とりすぎになっている糖質を抑え、ダイエットにいいし、健康にもプラスになる。そう言われてはいても、現実を見れば、健康状態を悪くしている人が少なくありません。

やはり、**「1日3食が基本」**なのです。

会社や学校に行く前に、朝食は必ず食べることをおすすめします。後述するように、朝は体にスイッチを入れる時間です。むしろ、糖質が必要な時間帯なのです。

そもそも朝食を抜くメリットは、1日全体でとるカロリーの総量を抑えることが理由だと思います。

ところが、朝ご飯抜きで午前中に仕事をする人は、結果的に、お腹が空きすぎてしまい、昼ご飯の量を、かえってとりすぎてしまう可能性があるのです。

急激に大量のエネルギーを摂取するのは、体のバランスにとってよくありません。

お昼ご飯を食べたあとで、眠くなっていませんか？

「そんなことわかっている。自分はちゃんとコントロールしているから、昼だって食べすぎたりしていないよ」と考えている方も多いでしょう。

体重は増えていないし、ダイエットもできているから、今さら朝ご飯を食べる習慣に戻すのは怖い、と。

そんな方に認識してほしいのは、「お昼ご飯を食べたあとで、眠くなっていませんか？」ということです。

「お昼ご飯を食べたら眠くなるのは当たり前でしょう」と考える人もいるでしょうが、本来、お昼ご飯を食べるのは、午後の活動に必要なエネルギーを確保するためです。食べすぎでなければ、本来は元気になってきます。

眠くなるという現象は、体が「午後の活動」を完全にボイコットして、お休みするように催促していることを意味します。なぜかといえば、食べたご飯の消化などにエネルギーを集中させたいからです。

1日2食のほうが、日本人には合っている？

そもそも「1日2食」を推奨する人は、「江戸時代に日本人は、1日2食だった」ということを言います。もともと1日2食は、鎌倉武士の習慣でした。

しかし2回といっても、決して少食ではありません。朝に玄米五合を蒸して、一汁一菜を添える1日2食が一般的だったのです。[*22]

玄米は、『八訂 食品成分表2022』（女子栄養大学出版部）によれば、100gで346キロカロリー、1合は150gになるので、約519キロカロリー、5合なら2595キロカロリーになります。現代の成人の1日の摂取カロリーが2200～2400キロカロリーなので、実は、十分なカロリーを摂取していたのです。1日2食だから摂取カロリーが少ないわけではないのです。

現代の私たちが1日に食べるのは、せいぜい白米1合ぐらいでしょうか。

鎌倉武士は、私たちと比べるとずいぶんお米を食べていますが、玄米なので食物繊維やビタミンB群は豊富です。胃腸は丈夫で、屈強で鍛え上げています。筋肉がしっかりしているので、糖質をたくさん摂取しても、グリコーゲンを筋肉にしっかり溜め込むことができます。それでも、合戦など重労働の状態になれば、3食食べていたようです。

では、どうして1日2食から3食になったのか。理由は簡単です。

社会が豊かになり、夜遅くまで活動できるようになったからです。貴族から庶民にかけて、江戸時代の途中から3食になったのです。

江戸時代の平均寿命は30～40代という報告があります[*23]。

これは、貧しさから、子供の頃に死ぬ人がとても多かったからです。十分な栄養がとれず、感染症に対する抵抗力がないまま、今では考えられないくらい、あっけなく人が死んでいったのです。

一方で公家や武家、商家など、裕福な家庭には、今と変わらぬ長寿の人たちも多いです。現代と比べて粗食でも、食事から十分な栄養をとっていたのです。

私たちの社会は、江戸時代と違って、全体的に栄養状態と衛生状態が改善し、明らかに平均寿命は長くなりました。

もしかすると、1日2食時代のほうが、「日本人の健康状態がよかった」のかもしれませんが、残念ながら、ある種の幻想のように感じます。

やっぱり「1日3食」を食べましょう

それでも、やっぱり2食がいいのか？　議論は尽きないかもしれませんが、2020年のアメリカの研究報告で、①3食きちんと食べる食事療法と、②正午から夜8時までに食べる食事療法（朝ご飯抜き）を比較したところ、興味深い結果が出ました。

②の朝ご飯抜きのグループは体重が減りましたが、①の3食きちんと食べるグループにおいても体重は減少し、その差は統計的に意味のあるレベルではありませんでした。ただし、②のグループでは筋肉量が減っていたのです[*24]。

朝ご飯抜きによって筋肉が分解され、体内で「糖新生《とうしんせい》」が行われ、血糖値が維持されたのでした（糖新生とは、体内で糖質がつくられる働きのこと。第1章28〜29ページ参照）。結局、3食きちんと適正に食べていれば、自然にやせていくのです。

消化機能が弱い人は、1日2食が合っている場合も

ただし、人間は個人差が大きい動物です。

1日2食でも、体重や筋肉量に変化がなく、体調もすこぶるよいという人もいます。そういう場合には、その人には1日2食が合っていることになります。

そういった場合は、第1章で説明した「**グレリン**」やGLP‐1（グルカゴン様ペプチド1）に代表される消化管で分泌されるホルモンの機能（食欲や消化管の動きを促進する作用）が体質的に低下している可能性があります。

つまり、元々消化機能が強くないので、食べすぎると、すぐにお腹が痛くなったり、眠くなったりするので、そういう人の場合には、2食が合っているということです。本来なら、グレリンを誘導する六君子湯《りっくんしとう》などの漢方で消化器系の機能を高めたほうがいいと思われます[25]。

朝食を食べるか否か。実は、体がきちんとシグナルを送ってくれています。そのシグナルを感じるかどうかが重要なポイントです。

つまり、**最も基本的な「食べる」という行為ですから、安易に、「太ったから食事の回数を減らそう」とか、「できるだけ最小限にしよう」と考えるのは、おすすめできないのです**。

私の病院の外来でよくあることですが、患者さんに、「最近、太ってきましたね?」と尋ねると、「実は最近、飼っていた犬が死んでから、散歩に行っていないので」などと答えられます。

太るのにはちゃんと原因があって、そもそもみなさんわかっているのです。

むしろ、最優先すべきは「食事」の制限ではなく、運動など体にとってプラスになることをすること、やっていない状況を改善することではないでしょうか。

2 お米を悪者にするのは、やめませんか？

「糖質制限」というと、私たちは、ご飯もパンも、麺類もケーキも、あらゆるものを一緒くたにして「食べてはいけない」と考えがちです。

その中でも、特にご飯（お米）は悪者と考えられています。

では、実際にお米は体によくないのか？

答えは、明快です。

日本の地域住民を対象とした大規模な疫学研究プロジェクトに多目的コホートというものがあります。この多目的コホートでは、お米をとる量と糖尿病の発症を調査しています。

その結果は、男性と女性では異なります。

男性は、お米を多くとっても影響はありませんでした。一方、女性は、お米をとりすぎると糖尿病になりやすくなります。

しかし、細かく見ていくと、男性でも女性でも、1日1時間以上の運動または、肉体労働をしている人たちでは、お米の摂取量と糖尿病の発症とは関係がなくて、体を動かしていない事務仕事の方々は、お米のとりすぎが、糖尿病の発症と関係していました[*26]。

つまり、そもそも、お米が悪いのではなく、筋肉量や運動量が足りないことがいけないのです。

実際、厚生労働省の報告でも、戦後一貫して、私たちの平均歩数は減り続けていることがわかっています[*2]。つまり、「**生活習慣を見直せ**」ということです。

また、お米の健康への影響は、アメリカ・カリフォルニア州で行われた約9万5000人への調査でも実証されました。お米の摂取は、腎臓がん、肺がん、すい臓がんなどでは関係ありませんでした。乳がんでは、わずかに関係があるかもしれないという結果でした[*27]。

つまり、様々な研究で**「お米を食べていることが、健康によくないかもしれない」と調査されても、お米が悪者であるデータは、出てこないのです。**

「働かざるもの食うべからず」「腹八分目で医者いらず」

なんとなく、怠け者をしかるイメージのことわざですが、冷静に考えれば、あまり動いていないときは、食べすぎないようにというふうにも理解できます。

昔から伝わる言葉をかみしめて、安易にお米を減らす前に生活習慣を見直すべきなのです。

毎朝パン食はおすすめしない

さらに、**同じ糖質でも、体に与える影響はかなり違っています**。

特に糖尿病や、のちにがんになる危険性を考えれば、データを見る限りあまりおすすめできないのは「**主食をパンにすること**」です。

実際に私は外来で、来院したがん患者さんに朝食の習慣を尋ねています。すると、みなさん判で押したように、ほとんどの方が「**朝食はパン（精製された白いパン）**」**という生活を長年にわたって続けている**ことがわかりました。

朝食に、ご飯（お米）とお味噌汁を食べている患者さんは、驚くほど少ないのです。

日本では、朝にお味噌汁の香りで目を覚ますという習慣は失われつつあります。私の外来のアシストをしてくれる事務員さんたちは、それを知って怖くなり、大好きだったパンをやめてしまうほどでした。

ですから、朝ご飯を本来の和食中心に戻してしまえば、お米を何杯もお代わりしない限り、健康維持には十分な効果が得られるのではないかと思います。

私は、がんの患者さんたちには、ケトン食を試す前に、まずは和食に戻すことをおすすめしています。

実際に、多くの患者さんが実践されて、体調がよくなったとおっしゃいます。

では、どうして、パン食がよくないのでしょうか？　答えは、どうも糖質ではなく、食物繊維と腸内細菌叢《そう》（腸内フローラ）にあるようなのです。

主食とおかずの組み合わせが大切

実は調べてみると、確かにパンのほうが単体では食物繊維の量が多いことがわかります。たとえば、一食分ではご飯お茶わん1杯、パンなら4枚切り1枚として、以下のようになります。

ご飯：150gで234キロカロリー、糖質51・9g、食物繊維2・3g
食パン：90gで223キロカロリー、糖質39・8g、食物繊維3・8g
（『八訂　食品成分表2022』女子栄養大学出版部より）

ちなみに、ご飯のほうが量が多いのは、水分を多く含んでいるからです。

けれども、ご飯（お米）にお味噌汁、わかめや海苔、お漬物やお豆腐などを組み合わせると、結果的に、和食のほうが食物繊維を十分にとれることになります。

一方、朝がパン食の場合は、ベーコンやコーンスープ、ヨーグルトに果物、パンに合うものを選んでいくと、知らない間に食物繊維を十分にとれなくなってしまいます。

それなら、生野菜のサラダを食べればいいだろうと思いきや、それでは、思っているほど食物繊維はとれないのです。野菜は水分量が多いので、煮炊きしたもののほうが、見た目は少なくても、食物繊維は多くなります。

つまり、おかずとのバランスで総合的に考えると、**パンを主食にするよりもご飯を主食にしたほうが、結果的に多くの食物繊維を摂取できる可能性が高くなる**のです。

糖質についても、糖尿病ではない普通のビジネスパーソンであれば、1回にお茶碗1杯ぐらいのご飯を食べても糖質オーバーにならないことは、すでに第1章の20ページで説明した通りです。

では、食物繊維が、どのように健康と関係してくるのでしょうか？

食物繊維を多くとっている人は、そうでない人に比べ死亡リスクが約2割下がる

食物繊維とは、学問的には、**ヒトの消化酵素で分解されない食物**を指しています。いわゆる食べ物に含まれる繊維成分ですが、食物繊維には、果物や野菜に含まれる**水溶性食物繊維**と、セルロースなどからなる**不溶性食物繊維**があります。

これまで、食物繊維は便通にいいというようなイメージしかなかったのですが、最近の研究では、実は重要な役割があることがわかってきました。

国立がん研究センターによる多目的コホートの研究は、約9万人の日本人を対象としています。この研究からは多くの知見が導き出されています。

その一つが、**食物繊維を多くとっている人はそうでない人に比べて、全体の死亡の**

リスクが約2割下がるという報告です。[*28]

報告では、男性の場合、がんも循環器系疾患の死亡率も20%以上低下しています。女性では、全体で約20%、循環器系疾患では30%近く低下しています。

これは、すでに報告されている欧米の結果と、ほぼ同様の結果でした。

現代人の**食習慣の変化は、健康に大きな影響を与えている**と考えられています。

実際、厚生労働省の報告では、日本人の平均食物繊維摂取量は、1950年頃には1人あたり1日20gを超えていました。

しかし、穀類・イモ類・豆類の摂取量の減少に伴い、平均摂取量は1日あたり14g前後まで減少していると推定されています。[*29]

その変化は、現代日本人の食生活が欧米化したことと大きく連動しています。

現在、食物繊維の1日の目標摂取量は、18〜64歳の男性で21g以上、女性で18g以上です。そして、ご飯と一緒におかずをとっている人は、食物繊維の摂取が目標量を超えやすいので、結果、健康維持につながるのです。

そして、食物繊維は、腸内細菌叢の維持に、とても役立つことがわかってきたのです。

③ 和食は、長寿につながる「腸内細菌」を育てる

最近の食品関係の研究で、注目すべきことは、**短鎖脂肪酸**《たんさしぼうさん》**の役割の発見**です。少しだけ話が専門的になるかもしれませんが、大事なポイントなので、ぜひお付き合いください。

この**短鎖脂肪酸**とは、酢酸《さくさん》、プロピオン酸、酪酸《らくさん》などの総称で、**食欲の低下を防いだり、インスリンの分泌を補助したり、脂肪の蓄積を抑制する**など、様々な機能が知られるようになってきました。*30

これは、ダイエットにもアンチエイジングにも、とても重要な要素となります。

この短鎖脂肪酸は、**食物繊維を原料に、腸内細菌叢が生み出してくれる**ものです。まさに、腸内細菌からの贈り物と言えるようなものなのです。

京都府立医科大学大学院医学研究科の内藤裕二教授のグループは、100歳以上の

人が全国平均の3倍という長寿地域、京丹後市の高齢者の腸内細菌を調査しました。

その結果、**京都の都市部の住人に比べて、腸内に多かったのは「酪酸産生菌《らくさんさんせいきん》」で、それはこの地域でよく食べられるイモ類や海藻類、あるいはゴボウなどの根菜類や納豆などの豆類、特に「板わかめ」の出し汁を多く用いている結果ではないか**と推測しています。[*31]

この酪酸産生菌を育てるには、**日本人の場合、お米のご飯と醤油、味噌、お漬物などの発酵食品の摂取が最適**であることがデータとして示されつつあり、和食は長寿につながる**腸内細菌叢**を維持している可能性があるのです。

いわゆる健康常識を踏まえると、糖質やカロリーのことばかりに気持ちが集中しがちですが、その前に腸内環境が整っていることが必要なのです。

様々な研究でわかってきたのは、**腸内細菌叢の種類も数も、豊富で多様性のあることが健康維持に直結している**ということです。

逆に、その多様性が低下していくディスバイオシス（腸内細菌の種類が減って、数も減っていくこと）になると、健康維持が難しいことも示されています。

そもそも自己流のダイエットをすると、偏った同じメニューになりがちです。単調なメニューは、腸内細菌叢の多様性を低下させます。

私たちは、お腹の中の菌群が様々な栄養素を分解してくれることで、体に必要な栄養素をとっています。ですから、その菌群が育っていないと、何を食べても体にとってプラスにならないのです。

腸内細菌叢は3歳までに形成される

そもそも腸内細菌が形成されるのには、遺伝と環境が大きく影響しています。

私は、京都大学大学院の明和政子教授とバイオベンチャーである「サイキンソー」と協力して子供向けの検査システム（Mykinso キッズ）[*32]をつくるお手伝いをしたことがあります。1000人以上のデータをもとに解析した結果、海外の報告と同様に、大体3歳までに個人の腸内細菌叢は形成されることがわかりました。

調査して驚いたのは、親子でも菌叢《きんそう》が似ていない場合もあれば、兄弟でも似ている場合と似ていない場合があることでした。

では、腸内細菌叢は、どうやって形成されるのか？

基本的には、母親の腸内細菌叢を譲り受けることになります。生まれて母親のおっぱいを飲み、そして、みんなと一緒に楽しくご飯を食べる。その過程で、家族や所属する集団の腸内細菌叢を共有していくのです。

「同じ釜の飯を食った仲間」というとノスタルジックな響きですが、最新の科学は、むしろその重要性を示しているのです。

腸内細菌叢は、民族差や個人差が大きい

腸内細菌の話でよく聞くのは、乳酸菌などが入った食品、特にヨーグルトのような乳製品がおすすめだとよく言われることです。

ただ、**腸内細菌叢というのは、民族差や個人差がかなり大きい**ことがわかってきました。つまり、乳製品を常に摂取してきた欧米人とはちがい、日本人がたくさん乳製品をとっても、乳製品由来の腸内細菌叢が占める体にはなりにくいのです。

実は、民族ごとに適した食事内容があることは、明治時代に東京医学校（東京大学医学部の前身）の教授として日本を訪れたドイツ出身のベルツ先生も指摘されていま

す。[*33]

日本人は代々、お漬物やお豆腐、納豆に醤油と、植物性由来の発酵食品を多くとってきており、それらの先祖から受け継いだ菌が、いつの間にか腸内を占めているほうが健康にはよいのです。

よく言われる乳酸菌にしても、実は、植物性由来の乳酸菌と動物性由来の乳酸菌があり、日本人によくなじむのは、植物性由来、つまりお漬物のほうがいいということもわかっています。[*34]

先ほども指摘した海藻や海苔ですが、日本人はこれをうまく栄養にできますが、欧米人は栄養にできない可能性が高いのです。なぜなら、日本人からは海藻を分解する腸内細菌は検出されても、欧米人からは検出されないからです。この理由としては、海苔や海藻をよく食べる日本の食生活が影響しているのではと考えられています。[*35]

前述したように、腸内細菌叢は3歳くらいで基本的に決定してしまい、多少は変化があるかもしれませんが、基本は変わりません。

ひょっとしたら、欧米の人が、赤ちゃんの頃から日本に移住すれば、和食の食材に対応する可能性もあるかもしれませんが、今のところそのようなデータはありません。

理想的な腸内細菌叢をつくる方法としては、便移植が真剣に考えられ、実行されて効果が出ています。それくらいやらなければ、腸内細菌叢は先祖伝来のものから、なかなか変化しないわけです。

腸内細菌叢とケトン体には、深い関係がある

ヨーグルトが悪いとは言いませんが、腸内細菌として、ヨーグルト由来の菌を腸に定着させられる人は、日本人には少ないかもしれません。

実は、腸内細菌叢とケトン体には深い関係があり、最近の研究では、**ケトン体が酪酸産生菌を腸内で増やしていく可能性も報告されています**[*36]。

様々な意見や考え方があるでしょうが、この腸内細菌叢に関して私が考える結論を言えば、「**日本人は、ご飯、お味噌汁、お漬物、納豆などの発酵食品で、十分な腸内細菌叢がつくれる**」ということです。

④ 果物やスムージーは、週末だけでいい

外来で患者さんとお話ししていて面白いのは、「**果物《くだもの》が糖質である**」ということを忘れている人が結構いることです。

「朝ご飯は、パンをやめて、ご飯1杯くらいにしています」と患者さん。でも、血糖値や中性脂肪などの代謝系の数値が改善していません。よくよく聞いてみると、

「朝ご飯のあと、いつも果物を食べています」とおっしゃいます。

「それは食べすぎですよ」とお伝えすると、

「エッ!?　果物は体にいいんでしょ!」と驚かれます。

「私は健康のことを考えて、朝ご飯は抜いているんですよ」とおっしゃる方がいるので、

「お腹が空きませんか?」と聞くと、

「その代わり、毎朝バナナを2本食べているんです」と答えられます。

バナナ1本200g（食べられる部分120g）として糖質25・3g×2本だと50gを優に超えてしまいます（『八訂 食品成分表2022』より）。

それでは、ご飯お茶わん一杯150gの糖質量と51・9gとほぼ同じになってしまいます。

確かに適量の果物をとるのは、体にいいのです。

先ほどから紹介している多目的コホートでも、果物摂取量が多いグループでは全死亡リスクが約8～9%低く、心臓血管死亡リスクが約9%低下していました。これは、果物のビタミンの作用だと考えられます。[*37]

しかし、がんに関しては、効果は認められません。

なぜなら、果物由来の果糖《かとう》は穀物由来のグルコースよりも吸収は遅いのですが、肝臓での代謝が速いのが特徴です。[*38] 結果、グリコーゲンや中性脂肪に変換されやすいのです。グリコーゲンは糖新生に用いられるので、結果的には、血糖値は上がりやすくなり、中性脂肪の上昇は、動脈硬化を促進します。

つまり、**果物はとりすぎると、ビタミンなどのせっかくのいい効果を打ち消してしまう**のです。

血糖値スパイク（グルコーススパイク）に注意して、旬の果物を味わう

老化や生活習慣の乱れによってすい臓からのインスリンの分泌能力が低下すると、インスリンが出るタイミングが遅くなり、血糖値の急激な上昇を招きます。これが**食後高血糖**です。さらに急上昇した血糖値を抑えるために、後からインスリンが大量に出てしまうと、今度は血糖値の急降下を招きます。

食後の血糖値が急上昇と急降下を起こす**血糖値スパイク**は、グルコーススパイクとも言い、最近「隠れ糖尿病」として問題化している症状です。後ほど説明しますが、糖尿病や血糖値の上昇ががんのリスクであることは証明されています。*39〜41

こうした**血糖値の乱高下は、血管にダメージを与えることが知られ、動脈硬化を引き起こし、心筋梗塞や脳卒中による突然死のリスクが高くなる**と言われています。若い人、あるいは、やせ型で糖尿病の心配がある人にも見られるので、多くの人に注意

が必要です。

もちろん、果物にはビタミンを多く含むものがあり、適量なら問題ありません。しかし、繰り返しになりますが、食べすぎると、代謝系に問題が生じます。血糖値が上がりやすくなり、中性脂肪が上昇します。

おすすめなのは、果物をみなで分け合って丸ごと食べることです。果物の成分は、多くは水分であり、皮の部分などに含まれる食物繊維を同時に摂取すれば、結果的に、1回にとる糖質量も減ります。もちろん、スイカやバナナの皮は食べなくてもいいです。とにかく、果物は「ご飯の代わり」になるようなものではありません。

特に「1日2食で、朝ご飯の代わりにバナナを」などと考えても、糖質の量は変わらず、他の栄養素を減らすだけになりますから、決してすすめられるメニューではありません。

日本の風土では、四季を通じて旬の果物ができます。スイカや梨、みかんやリンゴなどを、季節ごとにみなで分け合って美味しかったねと味わう。私がすすめる果物の量は、このあたりになります。

スムージーは、糖質の過剰摂取に注意

その他にも、「健康のため」と言って、スムージーを飲んでいる方が増えました。

通常、スムージーを飲んでいる方は、果物由来の果糖に加え、ヨーグルト由来の乳糖、さらに状況に応じてはちみつなども追加するので、糖質てんこ盛りの飲料をつくっています。だから結果的には、糖質のとりすぎになることが推測されます。

子供の時、ミックスジュースをつくってもらうと、すごく嬉しかったことを思い出します。スムージーはおしゃれなミックスジュースですから、これを毎日飲むのは、糖質の過剰摂取になり、当然ですが、体によくないのです。

また、スムージーは基本的に冷たい飲み物ですから、お腹が冷えて、消化機能も低下するでしょう。そうすると、何度か説明したグレリンやGLP－1などの消化管ペプチドホルモンの分泌が低下します。

さらに、咀嚼《そしゃく》の力（かむ力）も衰え、歯ごたえを感じなくなります。スムージーは、しっかり運動して糖質を消費する予定の週末だけに楽しむ飲み物だと思われます。

5 体脂肪率が下がっても、健康には直結しない

今まで、**脂肪はダイエットをして除かないといけない、不要なもの**だと見なされてきました。

実際に「肉体改造」のようなことを始めるアスリートも多くいます。体脂肪率が数%の状態を目指して、脂肪を燃焼させることが、好成績につながると考えている人も多いと思います。

しかし、ここまで読まれたみなさんなら、もうおわかりですよね。

脂肪は人間が生きる上で欠かせないものと言ったほうが正しい表現になります。第3章で詳しく説明しますが、体に様々なよい働きをしてくれるケトン体をつくるには、脂肪が欠かせません。

脂肪（細胞）から脂肪酸が提供され、肝臓内でケトン体がつくられることで、ヒトの体は疲労回復し、細胞も修復され、成長しているのです。

もう一つ、脂肪の大事な機能は、「**緩衝材**《かんしょうざい》」としての役割です。体の外側からの衝撃に対してダメージを受けるのを防ぐ効果があります。だから脂肪が極端に少なくなったら、あらゆるダメージをもろに骨や筋肉で受けることになってしまうため、骨折などのケガが生じやすくなります。

だから**適正量の脂肪を保つことが大切**なのです。

実は、適正な脂肪の割合を示すデータは存在しないので、年齢に応じた適正な体重と筋肉量や筋力が維持されていれば、少し体脂肪率が高めに出ても気にする必要はないのです。[*8][*12~13]

さらに筋肉量とのバランスの問題です。そして、そのバランスは、もちろんですが、民族ごとに大きく違います。

当然、肉食中心だった欧米人に比べ、日本人の筋肉量が少ないのは当然なのです。大切なのは、ベストなパフォーマンスが発揮できる、その人なりの筋肉と脂肪のバランスなのです。

太っていることと同じくらいに、やせすぎもよくない

ただ脂肪が体に欠かせないといっても、健康診断などでメタボリックシンドロームを指摘され、肥満がもとで**「悪玉コレステロール」（LDL）が上昇したりする**と、心筋梗塞《こうそく》や脳梗塞が発生しやすくなります。

そうした場合には、体重を適正に保って、悪玉コレステロールの量を厳格にコントロールしたほうがいいでしょう。

ただし、何度も紹介してきた多目的コホートにおいて、4万人を10年間追跡調査した結果、興味深い結果が出ています。

BMI（ボディ・マス・インデックス）とは、**体重（kg）を身長（m）の二乗で割ったものです**。日本肥満学会によれば、これまでは**BMI22**が、統計的に最も病気になりにくいとされてきました。その値は、18.5～25が正常となります。

男性も女性も、BMIが30を超える肥満になると死亡リスクが上昇するのですが、逆に、**BMIが19未満のやせ型の人の死亡リスクも上昇する**ことがわかっています。*42

さらに、「**やせている人は、がんになりやすい**」ということが示されています。[*43]

約9万人を10年間追跡して行われたこの調査では、男性でBMIが21〜29の場合は、がん全体の発生率はほとんど同じでしたが、BMIが21未満のやせているグループと30以上の非常に太っているグループで、がんの発生率が高くなるU字形の傾向が見られたのです。

特に、非常にやせているグループでのがん全体の発生率の増加は顕著で、BMIが19未満の最もやせているグループでの発生率は、BMIが23〜24・9のグループと比較して、約30%も高くなっていました。

以前は、「がんになった結果、やせたのではないか」と言われてきましたが、研究が始まって数年以内にがんになった人を除いても、同じ結果なのです。

一方、女性では、男性ほど強い影響はありませんでしたが、同じような傾向が見られています。

太っていない人は、見た目を気にしてダイエットをやる必要はない

これらの研究は、比較的古い研究になりますが、なぜ、やせると死亡率が上がるのか、がんになりやすいかが、正直なところよくわからなかったのです。

しかし、ケトン食の研究が進み、ケトン体が抗炎症効果を示したり、**サーカディアンリズム**（概日リズム）を整えたりと、健康に必要なものだということがわかってきました。

つまり、ケトン体が出やすい体の状態になっていることが、がんのリスクとも関係しているのではないか、ということです。

このケトン体を出やすくするためには、肝臓と筋肉の相互作用、体脂肪と筋肉のバランスが重要です。つまり、その人にあった体脂肪と筋肉のバランスが整っていることでケトン体が出やすくなり、それが健康につながるのです。

要するに、**健康の観点からは、太っていない人は、見た目を気にしてダイエットをする必要はないのです**。見た目が気になる方は、適度な筋肉量・筋力の維持が必要です。おすすめの運動を第5章で紹介していますので、参考にしてください。

赤ちゃんがポヨポヨしているのは、成長のエネルギーを脂肪に溜めているから

赤ちゃんは、脂肪の塊《かたまり》みたいなものです。これはまさに成長のためなのです。背が伸びる前にちょっと横に太って、それからシュッと伸びて、また横に太ってということを、赤ちゃんは繰り返します。つまりは大きく成長するにあたり、脂肪の形で、人はエネルギーをストックしているのです。

必要なときに脂肪がないと、十分な成長を果たすことができなくなります。

このことが大きな問題になっているのは、なんといっても10代の女の子でしょう。思春期は、脂肪を蓄えたほうがいい時期なのですが、ひたすら食事量を減らしてモデル体型を目指したりします。

先ほどから、話題にしている脂肪細胞からは「レプチン」というホルモンが分泌されます。レプチンは、摂食中枢に働きかけて食欲を抑える作用があるのですが、その他にも大切な作用があります。

レプチンには、卵巣を刺激し、女性ホルモンであるエストロゲンの分泌を促進しま

す。エストロゲンは脂肪の蓄積を進めますが、ある程度脂肪が蓄積されると、レプチンの影響で自然に食欲が抑えられ、ちょうどいい体脂肪のバランスになるのです。[*5]

逆に、極端なダイエットで、皮下脂肪が少なくなると、レプチンの刺激が減って、エストロゲンが分泌されず、月経不順や月経痛など、いろいろな問題が起こってきます。[*5] ファッションモデル界が、過度なダイエットに規制をかけたのは記憶に新しいところです。健康的な脂肪のバランスの大切さについて、できるだけ早い段階で学ぶことが大切だと思います。

確かに中年になれば、いわゆる「メタボ」という形で、脂肪を気にしなければならない人の割合も増えてきます。

しかし、その基準は、もっとゆるやかに考えてもいいのかもしれません。

ただし、誤解のないようにしていただきたいのは、「太ったっていいじゃないか」ということではありません。脂肪を落とすことのデメリットも、理解する必要があるということです。

次の話題は、みなさんがダイエットと同じくらい興味のある老化の問題です。

⑥ 老化の原因は、老化細胞による「炎症」だった

従来の老化に対する捉え方は、メタボなどが原因で高血圧や糖尿病などになり、動脈硬化が進み、老化していくというのが、一般的なイメージだったと思います。

ただし、老化で問題になるのは、フレイル（要介護の予備軍）や認知症だけではありません。今後、国民の2人に1人がかかると言われるがんも、老化の重要な問題なのです。

では、なぜ、老化するとがんになるのでしょうか？

遺伝子にかかわる研究も進んでいますが、最近の研究では、**老化細胞**が注目されるようになりました。ちょっと話が専門的になりますが、説明させてください。

老化に伴って、少しずつ体の中で炎症を起こすのは、老化細胞が分泌する「**SASP（細胞老化随伴分泌形質）因子**」と呼ばれるものが原因だと言われています。

細胞のDNA（デオキシリボ核酸：遺伝子の本体）が損傷を受けると、異常な細胞

が増えないようにするため、**アポトーシス**という反応で細胞自らが死滅していくようになります。

しかし、これらの反応が起こらずに、老化細胞が長く生き残ってしまうと、免疫系などに影響を与える**炎症性サイトカイン**などの分泌因子が体内に放出されることが、最近、明らかになりました。

これがSASP因子です。

この因子は、損傷した組織を修復する機能も持っていますが、**長く残っていると、がんを促進させる**ことがわかってきたのです。[*44]

炎症が起きると、インスリン抵抗性といって、インスリンの効果が弱くなって、糖代謝が悪化します。では、実際に、糖尿病や炎症は、発がんとどうかかわっているのでしょうか？

糖尿病と炎症が、がんの発生とかかわっている

多目的コホートによれば、10万人の調査をしたところ、糖尿病の人が、がんにかか

る危険性は、男性で1・27倍。女性で1・21倍という結果が出ています。[*39]

この数値は糖尿病にかかった場合、通常の人よりも20％から30％ほど、「がんになりやすい」ということを意味します。

糖尿病は、HbA1c《ヘモグロビンエーワンシー》という平均の血糖値を反映する指標で管理しますが、HbA1cが高い人たちは、がんのリスクは全部のがんにおいて1・28〜1・43倍上昇していました。[*40]

糖尿病の人は、インスリンの効きが悪くなって、インスリンの分泌が増えます。インスリンの分泌は「**血中C－ペプチド**」の測定でもわかります。

血中C－ペプチドが高い人たちは、がんのリスクは全部のがんにおいて1・2倍くらい上がることがわかりました。また、大腸がん、肝臓がん、腎細胞がんなどのリスクも高くなることがわかりました。[*41]

さらに、多目的コホートにおいて、3万4000人を対象にした15〜16年の追跡調査で、炎症の度合いを示すマーカーである血中**CRP**（C－リアクティブ・プロテイン）濃度の上昇が、がんの罹患リスク上昇と関連することがわかっています。血中C

RPは、全身で起こっている炎症の度合いを鋭敏に反映します。

血中CRP濃度が上昇するにつれて、がん全体の罹患リスクは1・28倍高くなりました。がんの部位別に行った解析では、大腸がん、肺がん、乳がん、胆道がん、腎がん、白血病において、血中CRP濃度が上昇するにつれて、罹患リスクは高くなったのです。*45

糖尿病と炎症、老化による発がんは、密接にかかわっていることが明確になってきました。つまり、老化細胞を増やさないように、適正な糖質量をとって、炎症を起こさないようにすることが、がんの予防につながるのです。

老化細胞の除去は様々な老化の症状を改善する

では、老化細胞を除去すれば、老化の症状が改善するのでしょうか？

これについては、東京大学医科学研究所の中西真教授らの研究グループから、驚くような結果が報告されました。

中西教授のグループは、老化細胞の新たな培養法を構築し、老化細胞の生存に必須な遺伝子として、グルタミン代謝に関与する「**GLS-1（グルタミンをグルタミン酸に変換する酵素）**」を同定しました。

そして、老化を示すモデルマウスに、GLS-1阻害剤を投与すると、老化細胞が除去され、肥満性糖尿病、動脈硬化、および非アルコール性肝障害（NASH）の症状が緩和されることを報告したのです。[*46]

さらに、中西教授のグループは、老化細胞に「**PD-L1（細胞の表面に存在するたんぱく質）**」が発現することを発見し、老化マウスに「PD-L1」の働きを止める抗体を投与すると、老化細胞が約3分の1に減少し、握力が1・5倍程度になるなど、老化に伴う症状の改善を確認できたと報告しています。[*47]

「PD-L1」に対する抗体は、がん免疫療法の薬「オプジーボ」として実用化され、京都大学の本庶佑《ほんじょたすく》特別教授が2018年ノーベル医学・生理学賞を受賞しています。

つまり、**老化細胞を除去すれば、正常の細胞は機能を取り戻し、老化がゆるやかになっていく**ことがわかってきました。

もちろん、これはマウスでの実験の結果ですので、今後はヒトでの検証が必要になります。しかし、とても有望な結果と言えるでしょう。

ケトン体は、全身の炎症を抑える効果がある

第3章で詳しく説明しますが、ケトン体には、直接的な抗炎症効果があります。免疫細胞であるマクロファージからの炎症性サイトカインの産生を抑制します。血中CRPが正常値であれば、ケトン体が正常に作用していて、全身の炎症が抑えられていることを意味します。

体格がやせていようが太っていようが、脂肪細胞から良質な脂肪酸が放出され、肝臓に取り込まれてケトン体がつくられていれば、軽度の炎症であれば、全身の炎症を抑えるのです。

血中CRPの上限値は0・2mg／dℓ《ミリグラムパーデシリットル》とされ、健康な人であれば、一般に、0・2mg／dℓを超えることはありません。いわゆる、軽い感染症なら1〜2mg／dℓ程度、肺炎などでは、10mg／dℓを超えたりします。

しかし、いままで健診で、0・04mg／dl未満だったのが0・1mg／dlくらいになり、徐々に正常上限0・2mg／dlに近づいてきている。よく見たら血糖値もずっと80mg／dl台後半だったのが、だんだん90台mg／dl前半くらいになっている。

これがいよいよ90mg／dl台後半から100mg／dlを超えるくらいになれば、全身の炎症を抑える方法を考えないといけない、ということになります。

メタボリックシンドロームは、発がんには関係しない

実際のところ、約2万8000人の男女を10年間追跡調査した結果では、メタボリックシンドロームは、発がんにはかかわらないことが報告されています。*48

極端に体重が増加しなければ、**「炎症」の弊害が出てこない限り**は、みなさんが気にする体脂肪率や、お腹周りの数値は、もう少しゆるやかに考えていいようです。

7 健康的な生活習慣が失われつつある日本

ここまで、様々な健康常識の問題点を説明してきましたが、現在の日本では、健康に役立っていた様々な生活習慣が失われつつあるのです。

実際に、どうなっているのか、身近な例を挙げたいと思います。

沖縄県は、以前は世界でも有数の長寿率を誇っていたブルーゾーンと呼ばれる地域でした。ブルーゾーンとは、世界五大長寿地域のことで日本の沖縄県の他、イタリアのサルディーニャ島、アメリカカリフォルニア州のロマリンダ、コスタリカのニコヤ半島とギリシャのイカリア島がそう呼ばれています。[*49]

このことは、厚生労働省の発表する平均寿命の推移を見れば明らかです。[*50]沖縄県の平均寿命は、1985年は男女ともに1位で、文字通りブルーゾーンでした。

ところが、10年後の1995年は男性4位、女性1位、2005年は男性25位、女性1位、2010年は男性30位、女性3位と、女性がとうとう1位から転落し、2015年では男性36位、女性7位と、驚くような結果となっています。

さらに、2015年の都道府県別粗死亡率に至っては、悪性腫瘍（悪性新生物）に関しては、男女ともに47都道府県で最下位になっています[*51]。

私は、沖縄が大好きなので、この結果を見ると心が痛みます。

以前、訪れた際に、ニンジンシリシリなど、沖縄の伝統料理をみなさんが食べなくなり、法事のあとは、ファストフードを食べていると伺いました。もちろん、すべての人がそうとは限らないでしょうが、日本から健康的な生活習慣が失われつつあるようなのです。

戦後、アメリカに占領されて、欧米型の生活習慣が入ってきた途端、生活習慣病やがんになる人が増えて、沖縄がブルーゾーンでなくなったのは、疑いようのない事実なのです。

沖縄が長寿地域でなくなったのは2000年代以降ですが、これは結果が表れるのに時間がかかるからと考えられます。食習慣の変化は、遅れて表れるのが特徴です。

つまり、影響が出始めてからでは手遅れなのです。

食習慣を変えることで、健康的で美しく、老いない体をつくっていける

欧米型の食習慣を見直し、食事を抜くのではなく、生理的にケトン体が出やすくなる食習慣に切り替えることで、健康的で美しく、老いない体をつくっていけるというのが、私が本書でおすすめする健康法です。

今、私たちが開発しているがんケトン食療法は、それをそのまま一般の人たちが取り入れるには、やや難しいと思います。

しかし、MCTオイル（中鎖脂肪酸油）などを利用し、糖質を適度に制限するプチケトン食なら、ごく普通に食べて美味しい料理になっています。

MCTオイルは、普通にスーパーで売っていますから、誰でも簡単に利用できます。

第5章では、ケトン体が出やすくなる食材やメニューを紹介をしていますが、たとえば次のようなものです。

・牛バラ、豚バラを使った料理
・サバ缶、ツナ缶、サンマ、トロ、ノルウェーサーモンなどを使った魚料理
・アヒージョ
・タルタルソースを使ったフライ
・サーロインステーキ
・チーズを使った料理

これらの料理を食べながら、3食きちんと炭水化物もとったうえで、あなたの体型や体調の管理をしていきます。

それだけで非常に画期的で嬉しいことだとは思いませんか。

第3章

老けない体、健康長寿のカギ、ケトン体とは何か?

① イヌイットの伝統的な食生活が意味するもの

この章では、健康長寿のカギとなるケトン食やケトン体の働きについて説明したいと思います。まず初めに、なぜこの食事療法が注目されるようになってきたのか、その背景からお伝えします。

あなたは、イヌイットという先住民族をご存じでしょうか。

シベリアやアラスカやカナダ、グリーンランドなどの北の氷の大地に住む人々ですが、彼らの食事にはほとんど野菜がありません。

食べられるものは、ほとんどアザラシか魚で、総摂取エネルギーの40％が脂質という、脂に偏った生活を余儀なくされていました。

そんな偏った食生活ですからイヌイットの人々は、健康状態がかなり悪いのではないかと考えられていました。

そこで1970年代に疫学的な調査が行われたのですが、驚くべきことがわかりました。比較的近隣に住むデンマーク人と比べ、**イヌイットの血中における脂質の割合は、非常に低く抑えられていた**のです。

さらに、心筋梗塞や糖尿病などの成人病に加え、がんの発生率も非常に低いことがわかりました。

原因は全く不明でしたが、当初は、特殊な生活習慣と遺伝的背景にあると考えられていました。

食生活の欧米化で、がんにかかる人が増えた

ところが、そんなイヌイットの食生活に、欧米人が小麦を持ち込みました。

いわゆる食が欧米化し、40年以上にわたり穀物中心の食事をとるようになると、途端に血中の脂肪が増え、肥満になり、生活習慣病になる人が増えました。

そして大腸がん、肺がん、乳がん、前立腺がんなど、いわゆる欧米型のがんにかかる人が驚くほど増加したのです。

一方、伝統的な食習慣を守っているイヌイットの人たちの間では、がんの発生率は、それほど高くはなかったのです。[*52]

これは衝撃的な結果でした。

どうやら、がんを増やしているのは、欧米型の食習慣だと、はっきりデータが示したからなのです。

では、イヌイットの人たちの元々の食事は、どういったものなのか？

穀物は食べないことから、低炭水化物で、アザラシの肉か魚由来の脂質が中心、つまり、**低炭水化物高脂肪食**である、現在のケトン食に類似の食事内容だったのです。

そこでにわかに、がん治療においてケトン食が注目されることになったというわけです。

② ケトン食の歴史は、ヒポクラテスの時代にまでさかのぼる

ケトン食とは、体が「ケトン体」をつくりやすくなる食事を意味しますが、その歴史をたどると、驚くほど古いのです。

現在のようにケトン体が働くメカニズムはわかっていなかったでしょうが、「ケトン体」の働きは、非常に古くから応用されていました。驚くことに、それは古代ギリシャの医聖ヒポクラテスの時代にまでさかのぼるのです。

当時は〝てんかん〟の患者に対して、絶食と祈りを使って治療を行っていました。ずいぶん乱暴な話ですが、2日も絶食すると、ケトン体が上がって、中枢神経の興奮を抑える作用が出てきます。祈りは、今風に言うとマインドフルネスになり、精神の安定につながります。

今から考えると、薬のない時代に、適切な対応だと思いますが、2日や3日も絶食するのは正直、大変なことです。

この治療を1921年になって蘇《よみがえ》らせたのは、アメリカのメイヨー・クリニックに勤務していた、ラッセル・モース・ワイルダーという医師でした。

彼は「絶食よりはいいだろう」ということで、てんかんの患者さんに「ケトン食」という新たな食事療法を開発しました。劇的な発作軽減効果が報告され、ケトン食は正式に医療の方法として認められるようになったのです。[*53]

この頃の初期のケトン食は、エネルギー摂取のほとんどが脂質で、文字通り脂《あぶら》まみれだったのです。それが戦後、抗てんかん薬が開発されると徐々に衰退していき、一時は忘れられた存在でした。

しかし、抗てんかん薬が十分に効かない難治性の患者さんにケトン食を試したところ、劇的な臨床効果が報告されるようになりました。

そのあたりの経緯は、1997年のメリル・ストリープが主演した『誤診』というテレビ映画の中で、てんかんの子供に応用したケトン食の治療が描かれ、全米で話題になりました。現在では、難治性てんかんの一つの治療選択肢として再評価されるようになりました。

3 ケトン食は、医療の正式な治療手段の一つ

ケトン食は、日本においても2016年4月から厚生労働省より、「特別食加算」の対象として、難治性てんかんの患者さんに対して認められた治療食になりました。*54

正式には「グルコースに代わりケトン体を熱量源として供給することを目的に炭水化物量の制限と脂質量の増加が厳格に行われたもの」という定義です。

つまり、ケトン食は、よくある代替療法でもなければ、サプリメントのような存在でもありません。**立派な治療手段の一つ**なのです。

よく、病気になると、食事と運動を見直すということが言われます。その際に、ぜひとも、検討すべき方法の一つなのです。

ケトン食療法は、現代の高度な治療と併用すれば、よりよい効果が期待されるだけでなく、アンチエイジングなどの予防効果・健康増進効果も十分に期待できます。

MCTオイルとケトンフォーミュラ

従来のケトン食療法は、脂質の割合が高いものでした。

しかし、もっと簡単にケトン体を誘導できるようにならないかという先人の努力の結果、使われるようになったのが**「中鎖脂肪酸《ちゅうさしぼうさん》」（MCT）**です。

これは、主にパームオイルやココナッツオイルに含まれ、乳製品や母乳にも含まれています。中鎖脂肪酸は、そのまま細胞内のミトコンドリアの中に入り、素早くエネルギーとなります。

この中鎖脂肪酸を食品にしたのが「MCTオイル」です。

MCTオイルは、ケトン体に変換されやすく、現在はスーパーマーケットなどで購入できるようになりました。

ただ、MCTオイルには問題があります。

純粋なものをそのままとると、胃酸で加水分解され、胃粘膜が刺激されてお腹が痛くなることがあるのです。特に空腹時には注意する必要があります。
そこで、私たちが大人のがん治療用に開発したのが「ケトンフォーミュラ」という食品です。これは、空腹時に摂取しても、胃腸への刺激が少ないという特長があります。
ケトンフォーミュラについては、大阪大学医学部附属病院で健康な成人男子に摂取してもらい、ケトン体誘導効果を確認し論文発表もしています。[*55]
具体的には、紙パックに入っていて、見た目は粉ミルクを溶かしたようなもので、ケトン食に不足しがちなビタミンやミネラルも補充できます。この研究内容については、後ほど説明します。

脂肪の摂取は、がんの発症に影響はない

こんなに脂っこい食事をとると、逆に体によくないのでは？

がんの再発に関係してくるのではと、みなさんもなんとなく思っているのではないでしょうか。

しかし、実際は、そうではないのです。

従来、がんの発症には、一般的に脂肪分の過剰摂取が大腸がんや乳がんの最大のリスクファクターと言われてきました。

しかし、アメリカで約5万人の閉経女性を対象に、大腸がんと乳がんに関して8年間の追跡調査をしたところ、脂肪摂取は発症リスクとはならないということが報告されています。[*56]

つまり、ケトン食で、脂質をたくさんとっても基本的には心配ありません。

むしろ、ケトン体が誘導されることで、サーカディアンリズム（概日リズム）が整って、抗炎症効果が誘導されることで、体調は良くなっていくことが期待できます。

④ ケトン体は、もう一つのエネルギー源

では、そもそも、ケトン体とは何なのでしょうか？

その前に、栄養についての基本的な話を整理しておきましょう。

普段、私たちは、毎日ご飯を食べて、エネルギー産生栄養素である炭水化物（糖質）、たんぱく質、脂質をとって生活しています。

ですから、お米やパンなどの炭水化物が、すぐにエネルギーになっている印象があるので、炭水化物をとらないと生きていけないと思っていませんか？

では、実際に、ご飯を食べられなかったら、すぐに死んでしまうのか？

そんなことはありません。実際に何日も遭難してご飯を食べられず、やせ衰えた人たちが助かっているニュースをしばしば耳にすると思います。

では、なぜ助かっているのか？

それは、口から摂取する炭水化物由来のエネルギー源であるブドウ糖（グルコー

図1 摂食時はグルコースを、空腹時はケトン体を利用

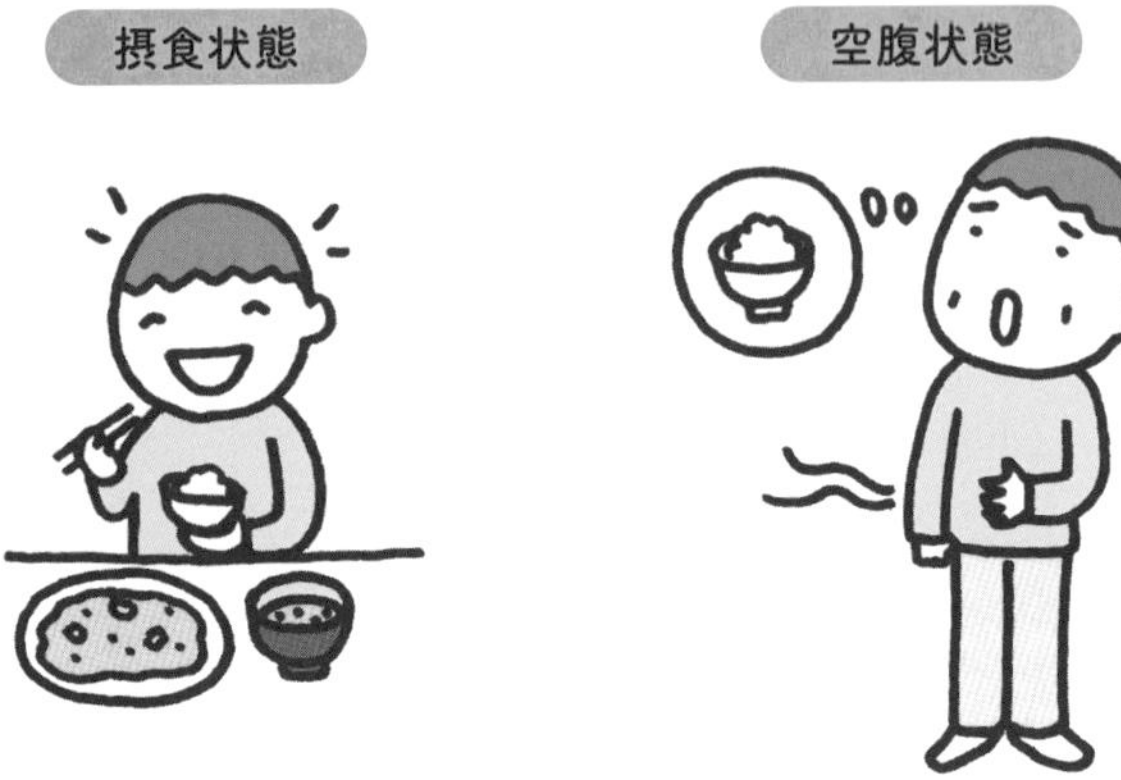

ブドウ糖（グルコース）を利用　　ケトン体を利用

ス）に代わって、肝臓でつくり出された**ケトン体**がもう一つのエネルギー源として活躍してくれるからです（図1）。

ケトン体をつくり出す機能は、人間だけではなく、野生の動物も普通に体の中に備えています。というのも、野生動物は毎日、誰かがご飯をつくってくれるわけではありません。食べ物にありつけず、飢餓状態が数日続くようなことは必ずあります。

そんなときに体に蓄えた脂肪から脂肪酸を取り出し、それを肝臓内でケトン体に変えてエネルギーにするメカニズムが働くのです。

図2 ケトン体の生合成

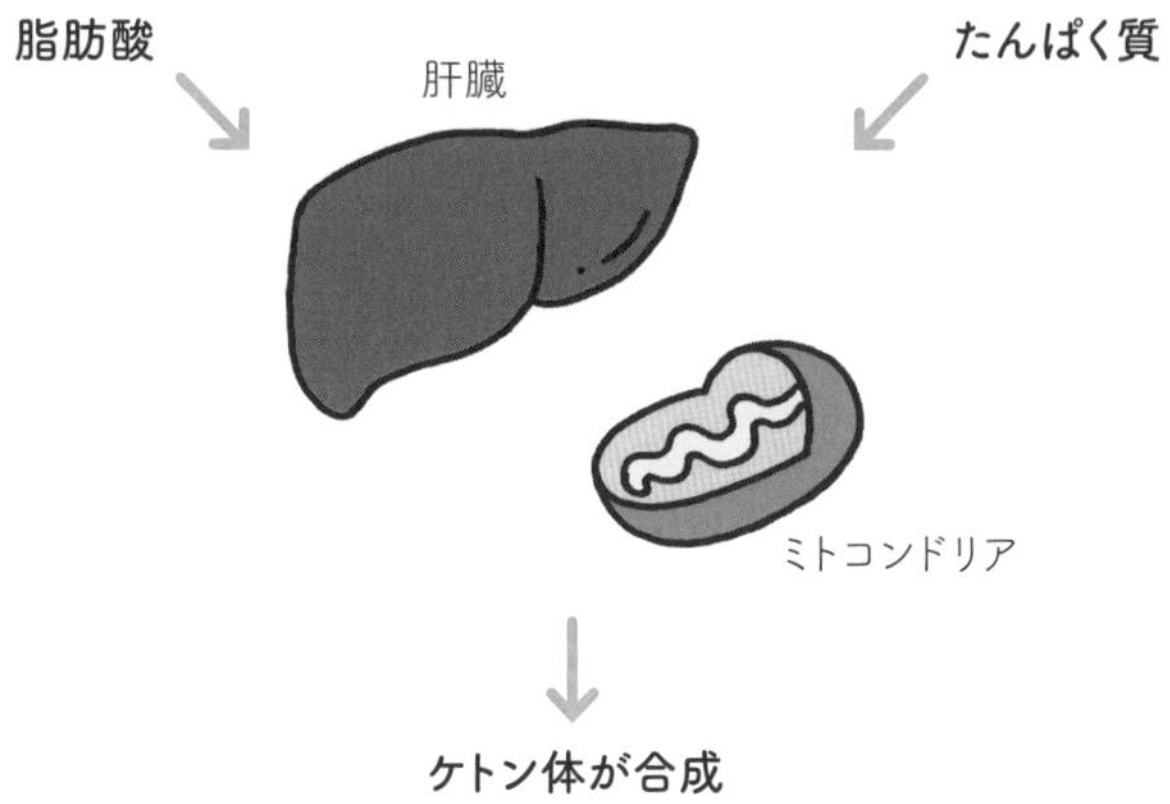

ケトン体とは、**β《ベータ》ヒドロキシ酪酸、アセト酢酸、アセトン**からなります。アセトンは呼吸で排出されるので、体の中で主に働くのは、βヒドロキシ酪酸、アセト酢酸になります。

ケトン体とは、「**脂肪酸**」と「**たんぱく質**」をもとに肝臓内のミトコンドリアで合成してつくられます。これが血管を通して筋肉や脳に運ばれ、身体のその他の組織の細胞内のミトコンドリア（細胞小器官）によってエネルギーに変換されます（図２）[*57]。

これまで医療の現場では、ケトン体はどちらかと言えば、悪者扱いされてきました。

たとえば、胃腸炎になって、お腹が痛くなって下痢をしているときは、必ずケトン体の数値が上がっています。

また、糖尿病治療でインスリンを使っている患者さんが脱水症状を起こし、意識が低下する「**糖尿病性ケトアシドーシス**」という症状においては、まさにケトン体がその元凶だと思われてきました。

しかし現在、ケトン体の働きにはもっと違ったよい側面があることがわかってきています。医学の世界で大変注目されている古くて新しい存在なのです。

たとえば、ケトン体であるβヒドロキシ酪酸によって、以下の効果が確認されています。

・大腸がんが抑制される（Nature2022）[*58]
・糖尿病による腎障害に効果がある（Cell Metabolism 2020）[*59]
・てんかんの発作軽減効果がある（Science 2015）[*60]
・抗炎症効果がある（Nature Medicine 2015）[*61]
・サーカディアン（概日）リズムを改善する（Cell Metabolism 2017）[*62]

気が付くと科学の一流誌に、続々とその研究成果が報告されています。

5 糖質とケトン体の関係は、太陽と月の関係

ケトン体は眠っている間に働く

「サーカディアンリズム（概日リズム）」とは、太陽が出ているときは「活動モード」の交感神経が優位になり、日が沈むのに合わせ、今度は「休息モード」の副交感神経が優位になるという、人間の体内に備わったメカニズムのことです。

このメカニズムは、長く人類が日の出とともに狩猟に出かけ、日没時には暖をとって休んでいたことで備わったと言われます。

人は陽の光を目の網膜に感じると、脳の松果体が反応し、睡眠を誘導するメラトニンの分泌を止め、夜間には睡眠を誘導する物質であるメラトニンを分泌すると言われています。[*63]

では、なぜ寝て起きたら元気になるのでしょうか？

私は医師だったため、若い頃は、よく病院で当直をすることがありました。

当時は、今と違って私のいた医療現場では、平日に当直しても、そのまま夕方まで働いて自宅に帰っていました。週末の当直なら、朝8時に家に帰って改めてゆっくり眠ろうとするのですが、寝た気がしないし、眠りは浅くなり、体が回復しませんでした。

一体、体の中で何が起こっているのでしょうか？

サーカディアンリズムを整え、体を回復させるケトン体

人は、交感神経が優位に動く日中の活動モードの際には、糖質を主なエネルギー源にしています。

一方、夕方になり活動量が徐々に減って副交感神経が優位の休息モードになると、体内でケトン体が生成され、それが血流に乗って脳や内臓や筋肉などに送られます。

ケトン体には、**抗炎症効果**があります。ケトン体は、日中の活動を経て傷を負った細胞や組織を修復し、かつ細胞内のミトコンドリアに入ってエネルギー源となり、体の疲労を回復します。

図3 糖質とケトン体は太陽と月の関係

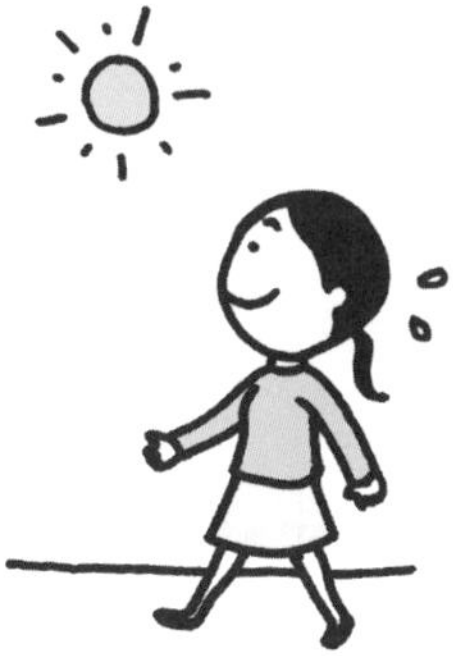

日中は糖質で活動
交感神経優位

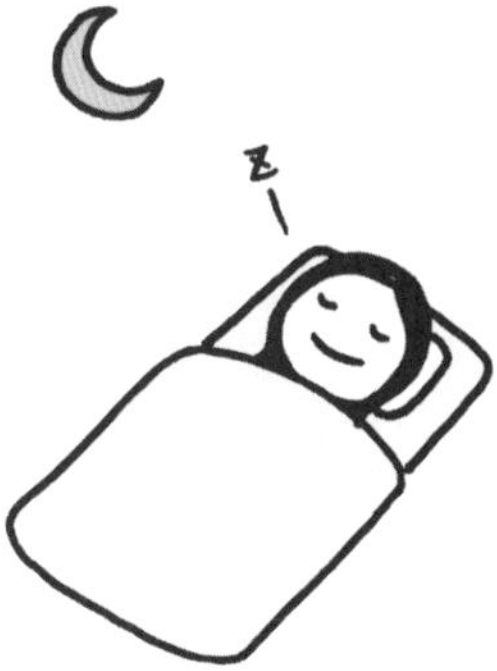

夜間はケトン体で回復
副交感神経優位

　また、神経の興奮を抑えて眠りを深くして、次の日の朝に向けて、体の回復を促すのです。最新の研究ではケトン体が時計遺伝子を制御し、サーカディアンリズムを整えることもわかっています。[*62]
　ですから、寝て起きたら元気になるのです。
　この糖質とケトン体の関係は、さながら太陽と月のようなものです（図3）。
　交感神経と副交感神経のスイッチが切り替わるのは、だいたい午前4～5時頃です。午前4～5時頃に血圧が上がり始め、だんだんアイドリングして体が温まってくることで、朝に目が覚めるのです。

ケトン体は、夕方から夜にかけて働く

私たちの研究室では、ケトン食を実施するうえでの補助食品ケトンフォーミュラを、健康成人の男性に投与し、ケトン体の誘導作用とケトン体のサーカディアンリズムについて検討し、論文を発表しました[*55]。

その結果が示したことは、ケトン体は夕方にかけて上昇し、夕方から夜にかけて働くということです。

実験に参加した健康な成人男性に、1日糖質30gの食事と、MCTオイルを豊富に含むケトンフォーミュラを摂取してもらい、5日間継続したときの血中のケトン体の誘導効果を測定しました。朝起きたときは、睡眠中は長時間絶食していますので、当初、血中のケトン体が一番高くなると予想していましたが、結果は逆でした。

夕食後に血中のケトン体はピークとなり、翌朝には、血中のケトン体は下がっていたのです。この結果は、夕食後に高くなったケトン体が、睡眠中に使われていることを示しています。これは何を意味しているのでしょうか。

先ほど、私が若い時に当直明けに眠っても疲れが全く取れなかった話をしましたが、当直していると、しばしば午前3～4時頃に起こされて、対応することがあります。

また、起こされるのではという気持ちがあるので、眠るのも自然と午前1～2時頃になります。この時間は本来なら、ケトン体を利用して深い睡眠に入り、体が回復する時間なのです。ケトン体の回復機能を利用できず、交感神経優位の時間に休んでも体は回復せず、寝た気もしなかったということになります。

まさか、ケトン体の研究を進めて、若い時に疑問に思ったことが解明されるとは思いませんでしたが、これらの仕組みは健康を考えるうえで、とても重要になるのです。

6 ケトン体には、抗炎症効果がある

ケトン体は、私たちが眠っている副交感神経優位のときに、**体内の細胞の炎症を抑え、体のメンテナンスをしてくれています。**

医学の世界で最も権威のある科学雑誌の一つである『Nature Medicine』で、ケトン体の一つである**βヒドロキシ酪酸**を使って、抗炎症効果が検討されています。*61 ここはケトン体の作用を理解するうえで、とても重要な点なので、少し難しい話になりますが、お付き合いください。難しいと思われた方は、飛ばしていただいても結構です。

研究は、マウスの骨髄由来のマクロファージという免疫細胞を使って進められました。マクロファージとは、細菌感染など免疫防御の最前線で働く細胞です。

具体的には、マクロファージは細菌などを食べて、炎症を起こす炎症性サイトカインと呼ばれる物質を放出することで、炎症を引き起こします。

ケトン体の一つであるβヒドロキシ酪酸は、マウスの骨髄由来のマクロファージからのIL－1βと呼ばれる炎症性サイトカインの産生を抑制したのです。

つまり、**βヒドロキシ酪酸は、直接的に抗炎症効果を有している**のです。ただし、注意すべき点があります。そのときのβヒドロキシ酪酸の濃度が重要なのです。**実験で用いられている濃度は、1～10mM《ミリモーラー》濃度ですが、これは、後ほど説明するがんケトン食療法を実践した患者さんで誘導される血中の総ケトン体**の濃度数千μmol／L《マイクロモルパーリットル》台と一致しています。

近年の研究では、腫瘍関連マクロファージ（TAM）という、がん細胞の近くに集まったマクロファージが、がん細胞が生存しやすい環境をつくっていると考えられています。TAMは、がんの転移や抗がん剤、免疫療法による治療抵抗性と関連しているのです。[*64]

TAMとケトン体の関連については、今後さらに研究が必要ですが、ケトン体が直接的な抗炎症効果をもっていることは、とても重要な働きです。したがって、**ケトン体の産生を促すことは、健康にとっては最重要課題の一つ**なのです。その際に使用される素材が**脂肪から放出される脂肪酸**であることを、ぜひ覚えておいてください。

7 ケトン体誘導のカギとなるのは、筋肉量と脂肪量のバランス

すでにご説明したように、2022年に、私たちは「ケトンフォーミュラ」を使ったケトン体の日内変動を検討した論文を発表しました。*55

論文中では、ケトンフォーミュラを飲んだ人の平均値を示しているのですが、もちろん個別の人のデータも存在しています。論文中では未公表ですが、その際に、最もケトン体の誘導効果が高かったのは、昔、自衛隊に所属していたとても体格のいい人でした。

つまり、筋肉量が多くて筋力が高いことが、肝臓によるケトン体の産生にかかわっているとわかったのです。

ケトン体は肝臓で生み出され、その後、筋肉内でエネルギーに生まれ変わります。これは、肝臓と筋肉の間での相互作用がうまく働いていることを意味します。

そういう人は、脂肪の燃焼度が高く、また体の回復度も通常の人より高くなると推

測できます。

従来、医学の世界では**コリサイクル**という筋肉と肝臓の相互作用が知られていま す。これは、激しい運動の際に、筋肉で乳酸がつくられ、肝臓でその乳酸がグルコースに変換され、再び筋肉でグルコースが使用される仕組みです。[*65]

同様に、**ケトン体についても、肝臓と筋肉の間で相互作用が存在する**と推測できるのです。

第4章で説明しますが、がん患者さんの場合だと、ケトン食を始めると脂肪は減っていきます。筋肉量に関しては、導入1週間でわずかに減少しますが、その後は、維持されていきます。では、脂肪はどんどん減っていくのがいいのでしょうか？

必ずしもそうではありません。

なぜなら、**体内の脂肪がなくなったら、脂肪細胞から脂肪酸が遊離しないので、当然、ケトン体は生成されません**。

そうすると、**ケトン体によるサーカディアンリズムを整え、炎症を抑える効果が消失する**ので、当然、健康状態が徐々に悪化していきます。炎症は発がんのきっかけになることがわかっています。ケトン体の生理的な発現が低下していくことは、がんの発生に影響する可能性も当然考えられます。

ケトン体が誘導されるために必要な脂肪の量が適正か、それとも体に蓄積されすぎているかは、見た目で太っているかどうかではありません。

「体の中の炎症がどれくらい抑えられているか」という観点が大事だと考えています。すでに説明したＣＲＰが正常値、できれば感度以下まで下がっていることが望ましいのです。

もちろん、まだまだ未知の部分も多いケトン体ですが、私たちは糖質や脂肪を目の敵《かたき》にする前に、生理的なケトン体の分泌を誘導し、**ケトン体の働きが維持されるように適正な筋肉量と脂肪量を維持していく必要がある**と考えています。

これについては、第５章で説明します。

8 ケトン食は、人間が持っているレジリエンス（回復力）を高める

ここまでをまとめると、糖質とケトン体の太陽と月のような関係を利用すれば、ケトン体によって**老化細胞による炎症は抑えられ、その結果、自然と体は回復し、がんや難病の人たちが元気を取り戻していく**ことにつながっていきます。

健常者であれば、アンチエイジングや、さらなる健康増進が期待できます。

そこで、本章の最後に、ケトン食による様々な病気の治療効果について述べておきます。

難治性てんかん、パーキンソン病、認知症

先述したようにケトン食というのは、医聖ヒポクラテスが生きた古代ギリシャの頃に実施された絶食療法をもとに、てんかんの治療のために開発された治療法です。

ですから、抗てんかん薬で治療が難しい患者さんには、ケトン食が通常の医療として応用されています。[*66]

パーキンソン病においては、神経内科医が評価したところ、パーキンソン病の知的機能や思考、抑うつ、意欲などに、ケトン食が特に効果があったことが報告されています。[*67]

認知症の世界でも、ケトン食は期待されています。

まだ脳の神経細胞が、元の状態に戻る可能性のある段階を軽度認知障害（ＭＣＩ：Mild Cognitive Impairment）と呼びます。軽度認知障害の場合は、ケトン食療法によって、認知機能の改善が認められたことが報告されています。[*68]

その他にも、多発性硬化症という国の特定疾患にも指定される神経難病においても、ケトン食療法の効果が期待されています。[*69]

ケトン食は、神経系においては、とても有力な選択肢で、今後さらなる研究が必要な分野だと思われます。

腎機能障害

糖尿病性腎障害は重大な合併症ですが、腎臓におけるグルコースの再吸収を阻害するSGLT2阻害薬によって、腎機能が維持されることが示され、その効果は、SGLT2阻害薬によるケトン体の誘導であることが明らかになっています。[*59]

私たちも、がんケトン食療法に参加した患者さんのデータの分析で、「腎機能が維持される」ことを血液中のクレアチニンデータの推移で示しています。つまり、ケトン食を用いてケトン体の生成を促すことは、腎機能を維持する治療法になりうるのです。

脂肪肝・非アルコール性肝障害（NAFLD）

肝臓の機能に関しては、健診でもよく調べられている検査項目であるAST、AL

P、γ《ガンマ》－GTPなどの数値が、わかりやすい指標になるでしょう。お酒をよく飲む人なら、健診結果を気にしていると思います。これらの数値が上がってくる場合、脂肪が肝臓に沈着し、脂肪肝という病気になっていることが想定されます。

最近の研究では、ケトン食は、以前から問題視されていた内臓脂肪の沈着を改善し、脂肪肝の治療にも効果が期待されています。*70

逆に、皮下脂肪が少ないやせ型の体型の人でも、ケトン体の誘導が起こらなくなると、内臓脂肪の沈着が進み、ケトン体が抑制するはずの炎症や老化が進む可能性もあります。

私たちはケトン食、ケトン体という観点から、脂肪に対する認識を大きく変える必要があります。

がん

がん治療についての応用は、とても期待されています。詳しくは第4章で説明します。

ケトン体は、体内を巡って、体のレジリエンスを誘導する

ケトン体は、体の中を巡ってご用聞きのように活動して、炎症を改善し、エネルギーが足りなければ補う働きをします。私たちが休息し、副交感神経が活動する夜間の寝ている間に、この働きが行われます。

これは、実は特別な医療の効果ではなく、人間がもともと持っている体の働きなのです。私は、治療において、患者さんのレジリエンス（回復力）を大切にしています。一般的には、レジリエンスという言葉は、心に焦点が当たっている印象があると思いますが、ケトン食、ケトン体は、体のレジリエンスを誘導していると考えられます。

ケトン食の導入は、管理栄養士さんの協力があれば、決して難しい話ではありません。工夫して、食事内容を見直し、普段、私たちが食べてきたものでまかなえるのです。

人間がもともと持っているレジリエンス（回復力）を生かす話なのです。ケトン食

の導入を、今後、様々な分野の専門家の医師に検討していただきたいと思っています。

第4章

長生きしたければ食事を変えなさい

ケトン食の凄い効果

① ケトン食についての素朴な疑問

ケトン食は聞いたことがあるけれど、実はよく知らないという人が多いと思います。そこで、よくある素朴な疑問を以下にまとめてみました。

Q. ケトン食は、糖質制限食と同じですか？

よく聞かれることですが、ケトン食は、糖質制限食のことではありません。正確には、糖質制限食と高脂肪食の組み合わせになります。

「糖質制限」に関しては、実は、はっきりした定義がなく、2020年版の厚生労働省の日本人の食事摂取基準にもとづくと、糖質の最低必要量が1日に100gという記載があるので、**1日の糖質摂取量を100g以下にした場合は「糖質制限」**と考えられます。[*71]

つまり糖質制限食では、1日の糖質量が10〜100gまで大きな幅があります（1日10gの糖質量は、私が開発したがんケトン食療法で最初の1週間で摂取する量です）。主食のパンやお米を完全に抜いたとしても、実は、1日に摂取する糖質量は50g以上になります。

ケトン食に際して必要な糖質制限量は、1日あたり少なくとも30g以下、私の開発した方法だと最初の1週間は10g以下まで制限します。そのために、専門の管理栄養士の先生に調味料までチェックしてもらいます。

糖質の分類については巻末を参考にしてください[*1]。

しかし、糖質制限だけでは、ケトン体は上がってきません。なぜなら、ケトン体をつくる材料である脂質が足りないからです。

そこで、ケトン食においては、たくさんの脂質をとります。少なくとも1日120g以上はとります。厚生労働省の日本人の食事摂取基準では、脂質の上限量が食事の総カロリーにおける30%未満となっていますので、その定義は「**総エネルギー量の30%以上を脂質から摂取すること**」となります[*71]。

つまり、医学的にはケトン食は「高脂肪食」と厳密な「糖質制限」の両方をやっていることになるわけです。

Q. ケトン食とは、ケトン体を食べるのですか？

これも意外とよく聞かれる質問です。ケトン食とは糖質制限と高脂肪食により、肝臓でのケトン体生成を促進する食事療法です。

その結果、体の栄養環境が変化し、てんかんやがんなどの病気の治療に効果が見られます。ケトン体の一つであるβヒドロキシ酪酸をマウスに経口投与すると、確かにケトン体は上昇します。過去に、患者さんに投与され、臨床効果が検討されたこともあるようですが、現在までのところ、実用化には至っていません。

私自身は、単純に、体の中のケトン体だけを増やしても、ケトン食療法のように臨床効果があるかは、疑問に思っています。なぜなら、体の中の様々なバランスが変化し、ケトン体が誘導されることが、驚くような臨床効果につながっていると思われるからです。

Q. ケトン体の目標値は、どれくらいで、どうやって測るのですか？

ケトン食を始めて、実際、どれくらいまで血液中のケトン体を誘導しないといけないのか？　みなさんに、よく聞かれることの一つです。

血液中の総ケトン体は、通常、総ケトン体28・0～120・0μmol／Lくらいです。

私の開発したがんケトン食療法のやり方では、最初の1週間で多い人なら総ケトン体が4000μmol／L台、少なくても2000μmol／L台まで上昇します。

維持療法の時期でも1000μmol／L以上を目標にしています。

実は、この濃度は、様々な基礎研究で用いられる濃度と一致しています。つまり、がん患者さんに応用する際には、少なくとも数千μmol／Lの血中濃度が必要だと思われます。

難治性てんかんの患者さんでも、同様のケトン体の血中濃度が必要です。

測定する方法は血液検査がおすすめです。どこの病院でも測定することができますし、最近では、血糖値を測る簡易キットで測定することもできます。検尿でも測定することはできますが、これは残念ながら、あくまで目安にしかなりません。

では、他の病気でも、総ケトン体が数千μmol／Lの血中濃度が必要かというと、そんなことはありません。

糖尿病の研究結果をもとにすれば、ケトン体が夕方から夜間にかけて上昇する生理的な誘導のリズムが取り戻せたら、総ケトン体が数百μmol／Lの血中濃度で、十分な臨床効果が期待できます。

つまり、健康な状態で予防医学的にアンチエイジング効果や健康増進効果を期待する場合は、ケトン体誘導の生理的なリズムを維持し、活用していけばいいことになります。

2 驚きの経過を見せた最初の患者さん

様々な準備を経て、2013年にがんケトン食療法の臨床研究が大阪大学医学部附属病院でスタートしました。

最初の患者さんは、50代の肺がんの女性でした。

この方は検診で、肺の胸膜に水が溜まる胸水が見つかり、検査の結果、胸水からがん細胞が見つかり、肺がんの臨床病期Ⅳ期と診断されたのでした。

臨床病期Ⅳ期とは、がんが最も進行した状態です。抗がん剤治療をあれこれ施行したにもかかわらず、腫瘍マーカーであるCEAの上昇が見られました。

「他に方法がないか？」ということになり、2013年2月に当科を紹介され、ケトン食の臨床研究に参加することになりました。

すでに10回も抗がん剤治療を行っていたにもかかわらず、経過はよくありません。

ただし、1例目の患者さんです。お互いに手探りでした。すでにお話しした通り、当初は、今ほどの確信はありません。
何より、これほど糖質を制限したら低血糖発作が起こるのではないか？
ケトン体は、本当に誘導されるのか？
そもそも臨床効果があるのか？
医師も患者さんも、不安だらけでスタートしました。

がんケトン食療法の中身とは

ここで私たちが開発している、ケトン食について簡単に説明しておきましょう。
まず、ここでは「**ケトン比**」という指標を使います。

ケトン比＝「脂質」：「たんぱく質」＋「炭水化物（糖質）」

つまり、**ケトン比とは、たんぱく質と炭水化物を足した量と、脂質の割合**のことです。

1910年頃、アメリカのワイルダー医師らが初期に開発したケトン食は、ケトン比が「3：1」～「4：1」でした。[*57]

当時の食事は、脂質の割合がとても高いものでした。

しかし、私たちが開発した方法は、最初の1週間は、ケトン比は2：1で、糖質は1日摂取量10g以下を目標とします。脂質は140g、たんぱく質は60gが目標です。

そして、2週目～3か月目は、ケトン比1.5：1とし、糖質は20g以下としました。脂質は120～140g、たんぱく質は70gが目標です。

そして、MCTオイルと、ケトンフォーミュラを適宜、使用します。

3か月目以降は、ケトン比は1：1で、糖質摂取量は1日30g以下としています。

すべての期間で、エネルギー量は、30キロカロリー／kg×標準体重（kg）。

わかりやすく書くと、体重50kgで1500キロカロリー、体重60kgで1800kcalになります。これは、体を維持するための十分なエネルギー量を確保したものです。

つまり、私の開発したケトン食療法は、糖質を制限しながらも十分な脂質の摂取によって、がん患者さんがエネルギー不足にならずに、効率よくケトン体を誘導する方法なのです。

がんケトン食療法による臨床経過

医師も患者も恐る恐る始めたケトン食の臨床研究ですが、経過は意外なものでした。最初の1週間、糖質10g以下の期間、患者さんはすごくがんばりました。当初心配した低血糖は、図4左に示すように全く見られませんでした。

何よりも血中ケトン体が驚くような値を示しました。医師としては、血中のケトン体が数千μmol／L《マイクロモルパーリットル》というのは、普段見たこともない値なのです（図4右）。

一般に血中のケトン体が上昇するとケトーシス（高ケトン血症）になって、吐き気などが出るのですが、そんな様子もありません。

驚いたことに、「先生、調子がいいです」とおっしゃるのです。

さらに、2週目から糖質20g以下となっても、患者さんはがんばってくれました。患者さんと管理栄養士の先生の努力の結果、何とか、最初の評価ポイントである3か月までケトン食を継続することができました。開始から3か月後のPET（陽電子

図4 症例1の血糖値と血中ケトン体の推移

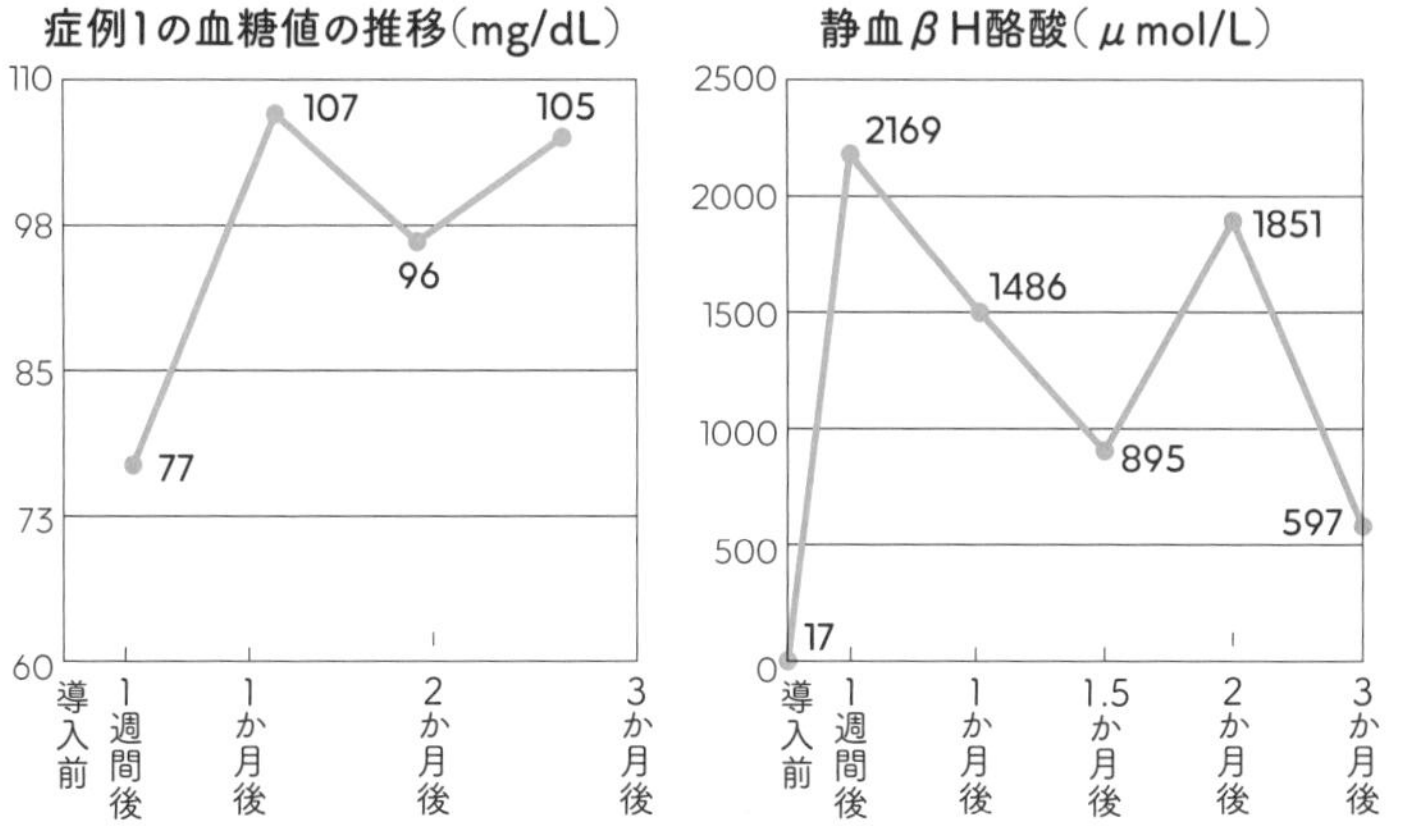

がんケトン食療法を導入後、血糖値は低下しているが、低血糖にはならず、ケトン体(βH酪酸)は急激に上昇している(図4右の1週間後)。

放出断層撮影)－CT検査を行ったところ、肺のがんはやや小さくなっていました。

しかし、喜びも束の間でした。紹介元病院で脳のMRI検査をしたら、5㎜大の脳への転移が見つかりました。どうやら、ケトン食を始める前から転移していたようでした。そして、

「もう、いつまで生きられるかわからないから、これからは好きなものを食べて過ごしたい」

そう患者さんはおっしゃったのです。

ケトン食でがんが縮小し、除去に成功

当時は、今のようにデータの蓄積もありません。患者さんの言うことも、もっともだと思い、3か月でいったん研究はやめることが可能だったので、切りのいいところでケトン食を中止し、あとは、好きなものを食べていただくことにしました。

この時は、あれほど苦労してつくり上げたがんケトン食療法のレジメ（メニュー）は効果がないのかなと思っていました。ところが、その後、脳に転移したがんは、放射線治療をしたら、あっという間に見えないところまで小さくなり、ケトン食で小さくなった肺がんも、分子標的薬（特定の分子にだけ作用するように設計された薬）を使用したらさらに小さくなり、元々あった肺のがんは手術で完全に取り去ることができたのです。その後、趣味のゴルフもできるようになり、調子のいい時には1日に2ラウンドできるくらいまで回復され、結局、その患者さんは9年間、生き続けられました。この患者さんが、いわゆるファーストペンギンとして挑戦してくれたからこそ、その後、がんケトン食療法の恩恵を受けた患者さんがたくさん現れたのです。

3 がんケトン食療法の臨床効果は「ハンマーで頭をどつかれた」ような衝撃

その後、2014年のことです。50代の肺がんの女性が、がんケトン食療法を始めました。その患者さんは、元々はステージⅠで発見され、肺の左下にある下葉《かよう》切除術が施行され、外科手術でいったん治っていました。

しかし、2年後に突然、言語障害が出現したため、病院を受診したところ、左側頭《ひだりそくとう》葉《よう》に7cm大の脳転移が認められました。そのため、左側頭葉腫瘍《しゅりゅう》摘出術が施行され、改めて手術で治療されました。

ところが、わずか2か月後に、さらに脳への転移が見つかり、もう外科治療ができなかったため、放射線治療に切り替えました。

そして、いったん、がんが消失したのでご家族のすすめもあり、がんケトン食療法を始めたのです。

再発を繰り返していたため、患者さんの表情も沈みがちでした。

図5 症例2の血糖値と血中ケトン体の推移

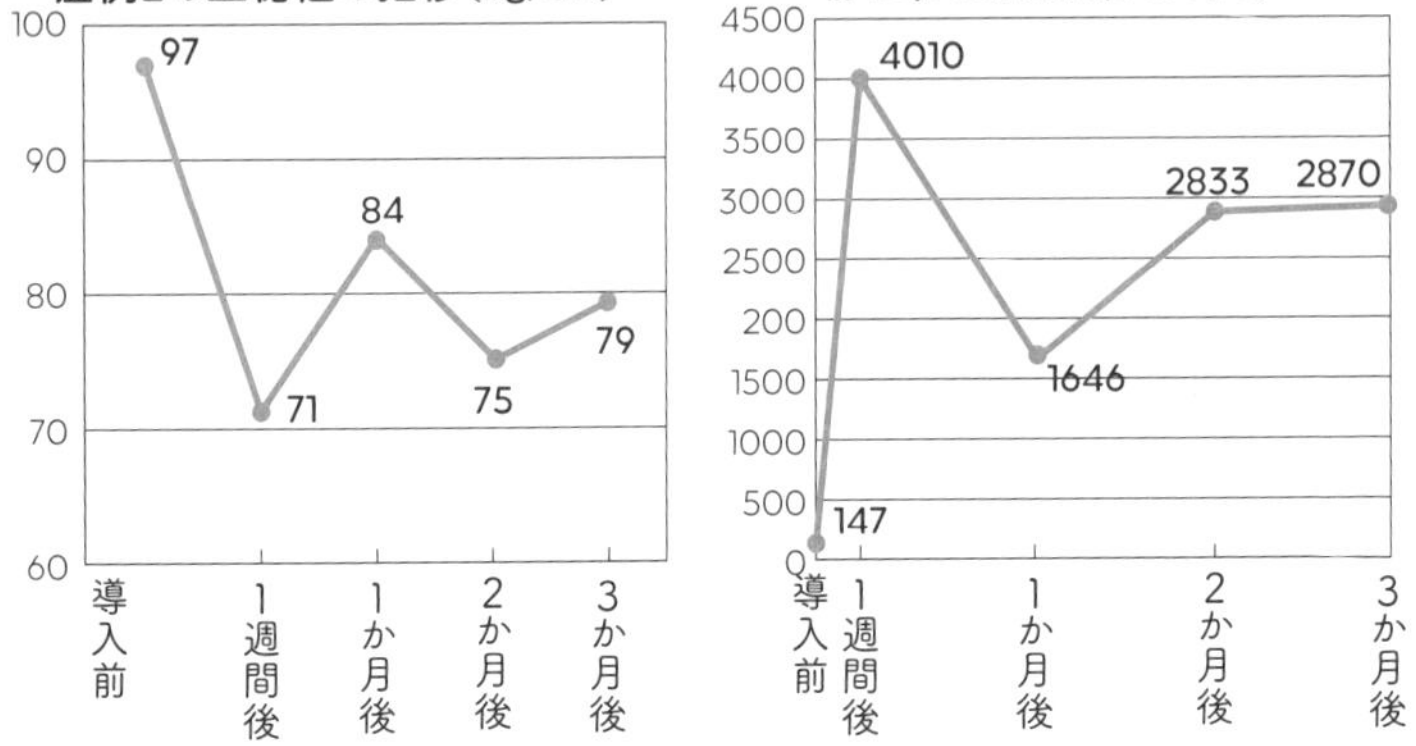

症例1と同じように、がんケトン食療法を導入後、血糖値は低下しているが、低血糖にはならず、ケトン体（βH酪酸）は急激に上昇している。

この患者さんにも、最初の患者さんと同じようにケトン食を実践してもらいました。

低血糖は、この患者さんでも、図5左に示すように見られませんでした。80㎎／dℓあたりで安定している経過でした。

何よりも、血中ケトン体が最初の1週間で4000μmol／Lという値を示しました（図5右）。吐き気などの症状はありません。むしろ調子がよさそうです。そして、ご機嫌で3か月ケトン食を続けたところ、PET－CT検査の結果、がんの再発はみとめられなかったのです。

世界で一番長くがんケトン食療法を実践することに

そして、がんケトン食療法を続けて5年後、そろそろケトン食をやめてもいいかなと、いったん中止したところ、また、肺がんが再発してしまいました。今度は、肺に胸水《きょうすい》貯留の症状で再発しました。そこで改めて、化学療法と並行してがんケトン食療法を再開したところ、またがんは見えなくなりました。

この患者さんは現在（2022年）も、とてもお元気で、ケトン食のこの間の進化を、誰よりも知る人となりました。最初の導入から約9年、世界で一番長くがんケトン食療法を続けておられます。そして、がんケトン食療法を自然体で楽しまれ、ケトン食料理の名人になりました。

実際のがんケトン食療法は、どんなメニューなのか？

ここまで読まれたら、みなさんはケトン食のメニューとは具体的にどんなものなのか気になるところだと思います。以下に、2013年当初から続けている、最初の1週間のがんケトン食療法のメニューの一例を紹介します。

朝食：「オムレツ」「ツナサラダ」「炒めたベーコン」。MCTオイル、ケトンフォーミュラ
昼食：「豚肉のソテー」「お豆腐の味噌汁」。MCTオイル
夕食：「焼きサバ」「コンソメスープ」「チーズのサラダ」。MCTオイル

ケトン比が高いため、パターンは限られていますが、複数のメニューがあります。2週目から3か月目には、100以上のメニューが用意されています。

それでは、3か月目以降はどうなのでしょうか。一例を紹介しましょう。

最初の1週間のがんケトン食療法メニューの一例

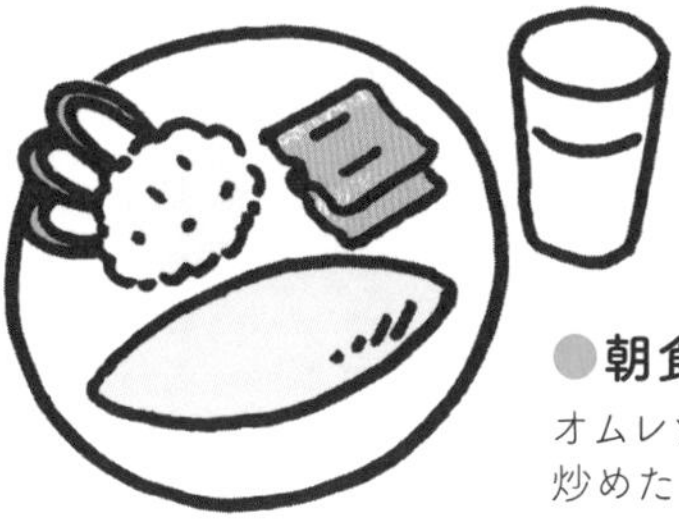

●朝食

オムレツ、ツナサラダ、
炒めたベーコン

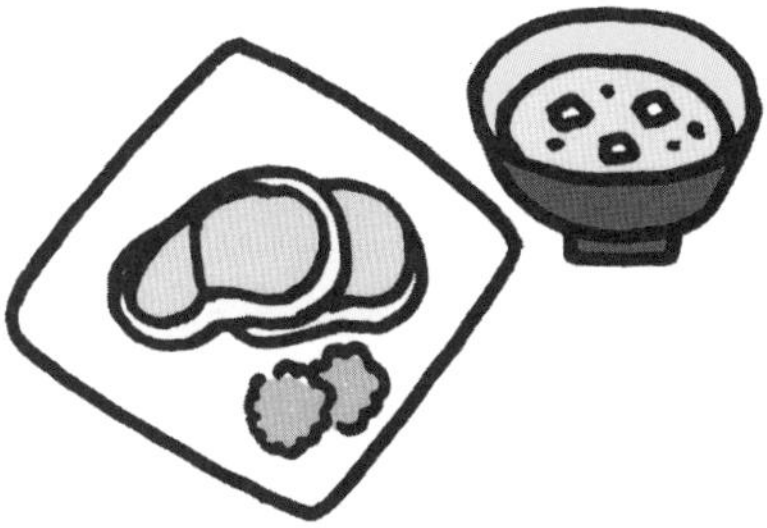

●昼食

豚肉のソテー、
お豆腐の味噌汁

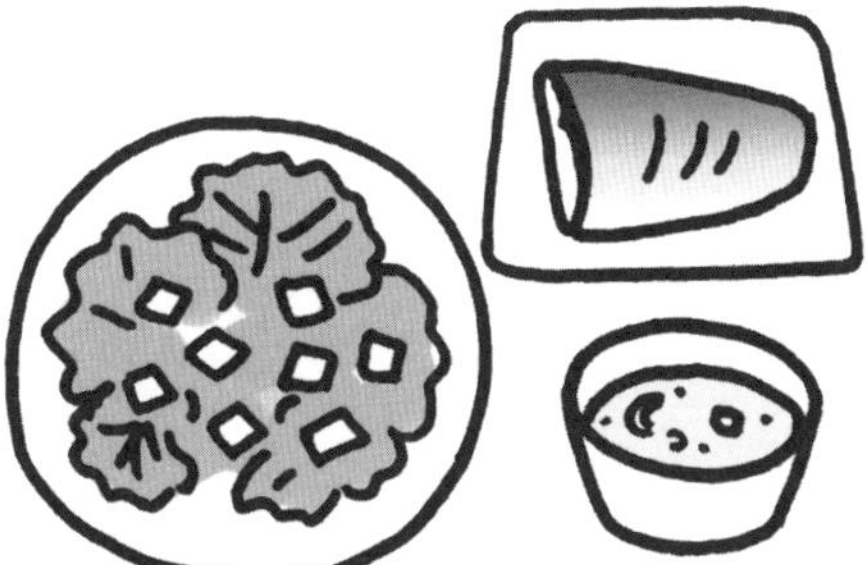

●夕食

焼きサバ、コンソメスープ、
チーズのサラダ

朝食：「ポーチドエッグ」「フルーツサラダ」「サバの水煮」。ＭＣＴオイルとケトンフォーミュラ

昼食：「がんもどきと小松菜の煮付け」「もずく酢」「わかめとサバの水煮」「ブランパン」「アーモンド」「チーズ」。オリーブオイルとＭＣＴオイル

夕食：「牛肉とセロリの炒めもの」「ニンジンとしらたきの和えもの」「ピーマンとちくわの和えもの」「冷や奴」「わかめスープ」。オリーブオイルとＭＣＴオイル

ご覧になってわかるように、がんケトン食療法の３か月目以降のバリエーションは、糖質と脂質、たんぱく質の割合さえ守れば、無限といっても差し支えありません。

オリーブオイルなどの長鎖脂肪酸と、ＭＣＴオイルを組み合わせると、さらにメニューが豊かになるのです。第５章では、日常に取り入れられるメニューもご紹介しています。

3か月目以降のがんケトン食療法メニューの一例

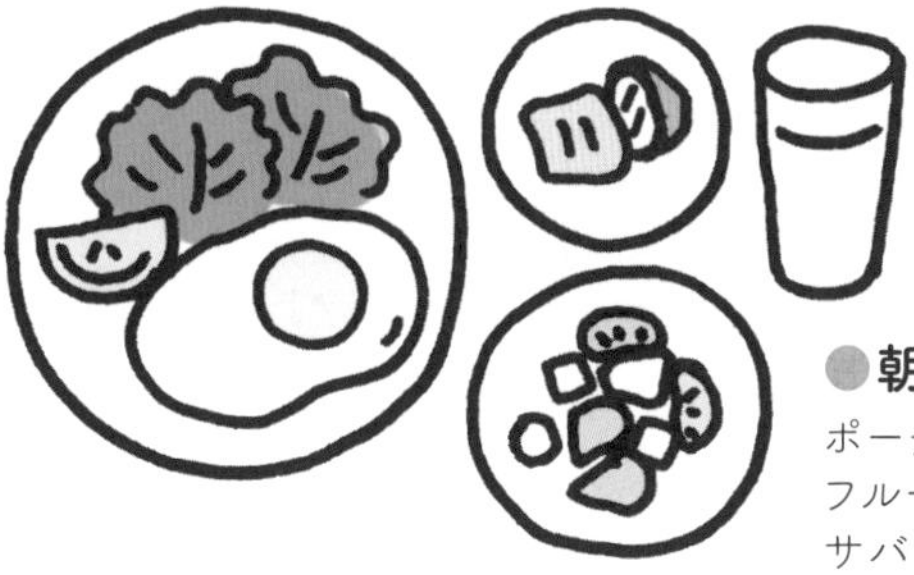

●**朝食**
ポーチドエッグ、
フルーツサラダ、
サバの水煮

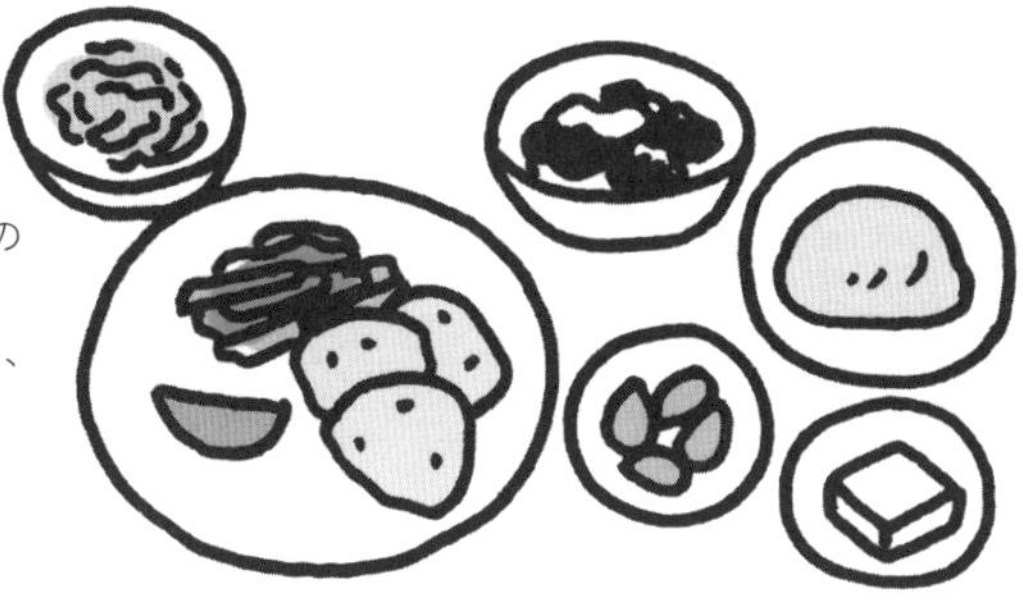

●**昼食**
がんもどきと小松菜の
煮つけ、もずく酢、
わかめとサバの水煮、
ブランパン、
アーモンド、チーズ

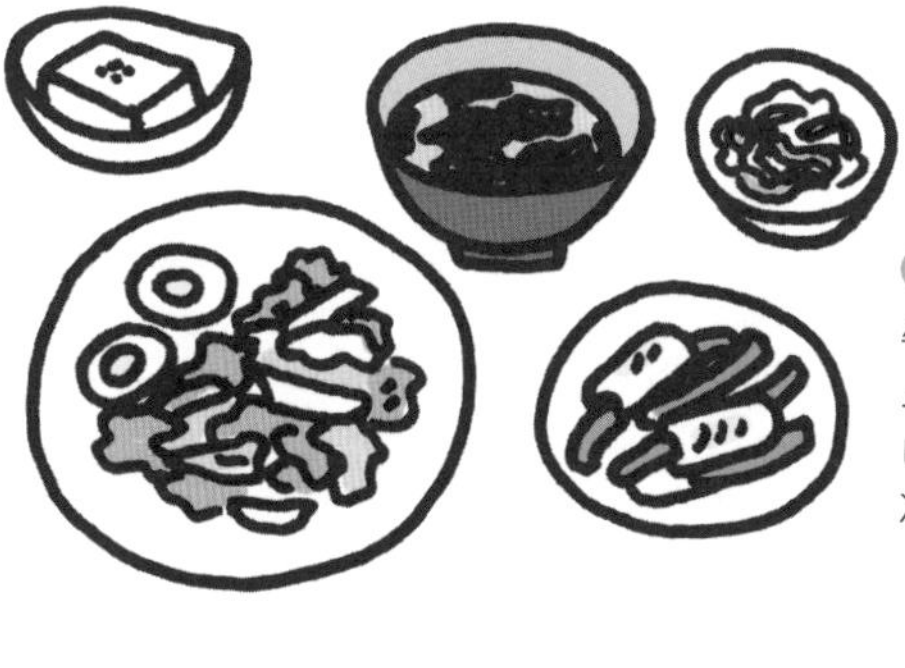

●**夕食**
牛肉とセロリの炒め物、
ニンジンとしらたきの和えもの、
ピーマンとちくわの和えもの、
冷や奴、わかめスープ

医師としての今までの常識は、180度ひっくり返された

これらの成果がすべて、がんケトン食療法の効果だったのかどうかは、なお議論のあるところです。たくさんの専門医の方にかかわっていただき、様々な要因が組み合わさった結果なのかもしれません。

私はそれまで、がん患者さんの治療に携わり、いわゆる「遠隔転移の見られる＝ステージⅣ」まで進行した方が、治ったケースなど見たことがありませんでした。

内科医としては、つらいことですが、患者さんに寄り添っていくことしかできないという印象がありました。しかし、私の医師としての今までの常識は、全くもって180度ひっくり返されたのです。

内科医としては、「ハンマーで頭をどつかれた」ような衝撃を受けたことを鮮明に覚えています。そして、本当にこれらの臨床効果が、がんケトン食療法の結果ならば、「いろいろな人に試してあげたい」と心から思うようになりました。

4 がん治療をスムーズに進めるケトン食療法

私たちが開発したがんケトン食療法は、抗がん剤を使ったがん治療による全身倦怠感などを、緩和する可能性があります。

たとえば、卵巣がん再発でがんケトン食療法を導入した50代の女性です。この患者さんは、2003年に卵巣がんと診断され、子宮や卵巣などを切除されました。

しかし、2011年に卵巣がんが再発。抗がん剤治療も実施しましたが、2015年9月に腹部CTにて、卵巣がんの2回目の再発と診断されたのです。もう手術はできません。10月から少量の抗がん剤投与を繰り返す治療が開始されましたが、11月からがんケトン食療法の導入となりました。

すると、驚いたことに、ケトン食を導入して1か月ぐらいして、「先生、抗がん剤を打った後も、しんどくないのです」と話されるようになったのです。

抗がん剤治療に伴う吐き気が減少。吐き気止めの使用回数が当初の1日3回から、次第に1錠、1回だけになりました。臨床経過も劇的でした。この方は、比較的血中のケトン体の上昇はゆるやかでしたが、腫瘍マーカーも劇的に低下し、PET－CTでも腫瘍は小さくなり、無事に腫瘍を取り除くことができました。

最終的には、その後、3回目の再発などがありましたが、7年生存されました。

ケトン食でケトン体が増えれば、全身倦怠感が改善され楽になる

その他には、60代の胸水が見られた肺がん患者さんは、

「抗がん剤を朝、受けてきました、先生！」と、自分で車を運転して、外来によく来られていました。

「しんどくないですか？」と聞くと、

「大丈夫ですよ」などと、元気な声でお答えになるのです。

もちろん、全員ではないのですが、血中のケトン体の値が上がりだすと、抗がん剤

治療による全身倦怠感が改善され、楽になる患者さんがいるようなのです。

抗がん剤治療の副作用の一つに、投与後の強い吐き気が挙げられます。そのせいで、満足に食事もとれなくなる患者さんもいます。食事をとると気持ち悪くなることが、残念ながらしばしばあります。

ケトン食でケトン体が増えれば、細胞の中のミトコンドリアで、ATP（アデノシン三リン酸）というエネルギーが生成されます。

それが全身倦怠感が改善する一つの理由かもしれませんが、正直なところ、そのメカニズムはまだはっきりとはわかっていません。現在も研究中です。

いずれにしてもケトン体には、一部の患者さんで、抗がん剤治療の副作用を緩和する働きがあることは確かなようです。

5 大阪大学医学部附属病院でのがんケトン食療法の研究結果

今振り返ると、がんケトン食療法の臨床研究を継続するのは、なかなか大変でした。当初は、希望される患者さんが全く集まらず、研究はなかなか進みませんでした。

さらに、様々ながんの患者さんのデータを、最終的に生存率で評価する作業は、終わりの見えない道を進んでいくようでした。

正直なところ、2、3回はプロジェクトを中止することを考えました。

しかしそんなときは必ず、今まで協力してくれた患者さんたちや、新たにケトン食を開始した患者さんの笑顔が頭をよぎりました。

やはり、ここであきらめるわけにはいかないと強く思って、粘り強く続けたというのが本当のところです。そして2019年に、2013年から行ったがんケトン食療法の全体の傾向をまとめてみました。

様々ながんの臨床病期Ⅳ期の55人に、臨床研究の同意を得ました。

そのうち実際にがんケトン食療法を行ったのは、50人でした。このうち37人については、がんケトン食療法を少なくとも3か月間行い、効果の有無を評価することができました。

37人の患者さんの内訳は、以下の通りです。

平均年齢は54・8±12・6歳、男性15例、女性22例。肺がん6例、大腸がん8例、乳がん5例、すい臓がん4例、その他のがんは14例でした。

まとめると、驚くような結果が得られました。

3年生存率は、44・5％でした。

1年後の臨床評価では、がんが完全に消失した完全寛解が3例、部分寛解は7例、最長生存80・2か月という非常に良好な結果でした[*11]（図6）。

この結果は、一般の人たちにはピンとこないかもしれませんので、参考になるデータを示します。日本の主要ながん治療病院が発表している全がん協加盟施設の生存率協同調査というサイトがあります。

図6 解析対象37症例の生存曲線

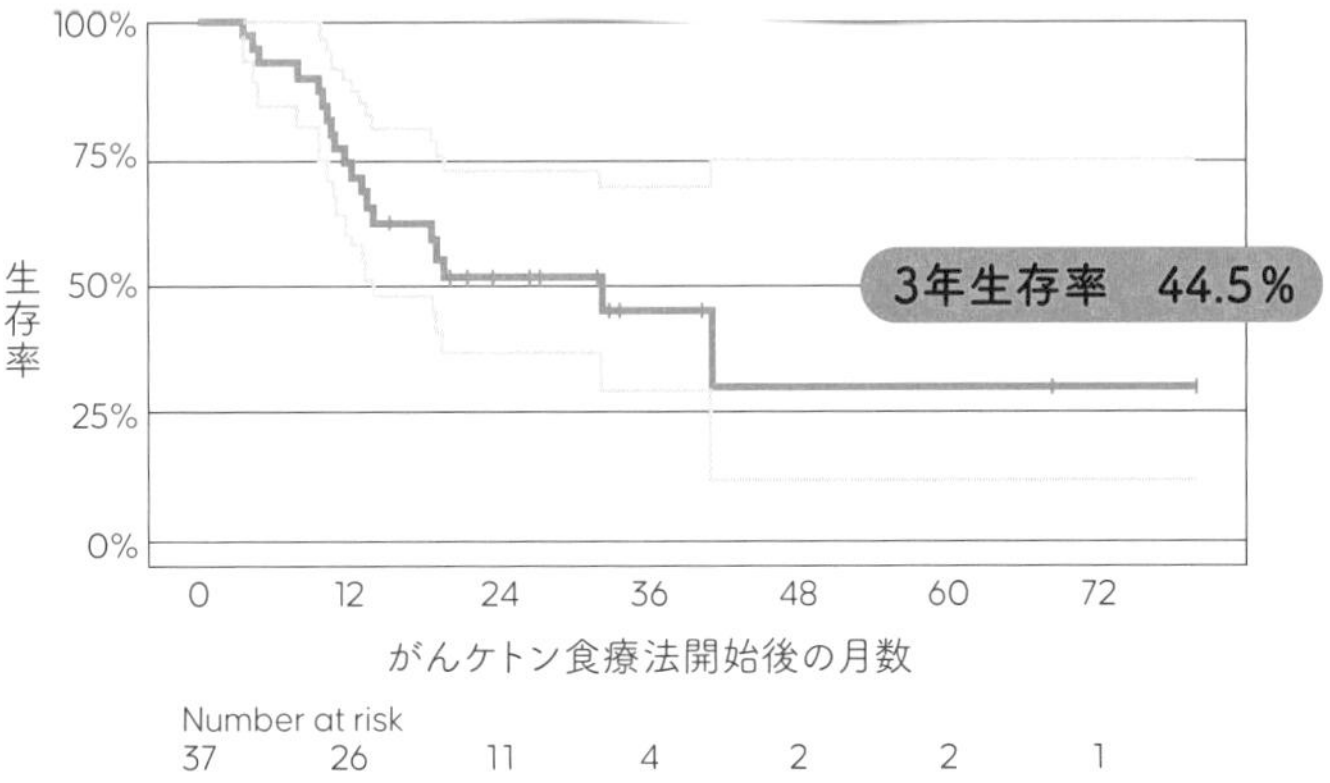

（Hagihara et al. Nutrients 2020）

全がん協生存率では、すべてのがんⅣ期での生存率は29・9%。肺がんⅣ期の3年生存率は14・6%と低いものです[*72]。

一つのポイントとしては、この生存率は、基幹病院でがんがⅣ期と診断されてからのものですが、私たちの研究に参加された患者さんは、ケトン食を開始してからの生存率になるので、遅い人では、診断から半年から1年以上経過しています。

私たちの研究は、不利な条件になっているにもかかわらず、従来からの報告より十分な臨床効果が示されているのです。

図7 がんケトン食療法導入後のグルコースとインスリンの推移

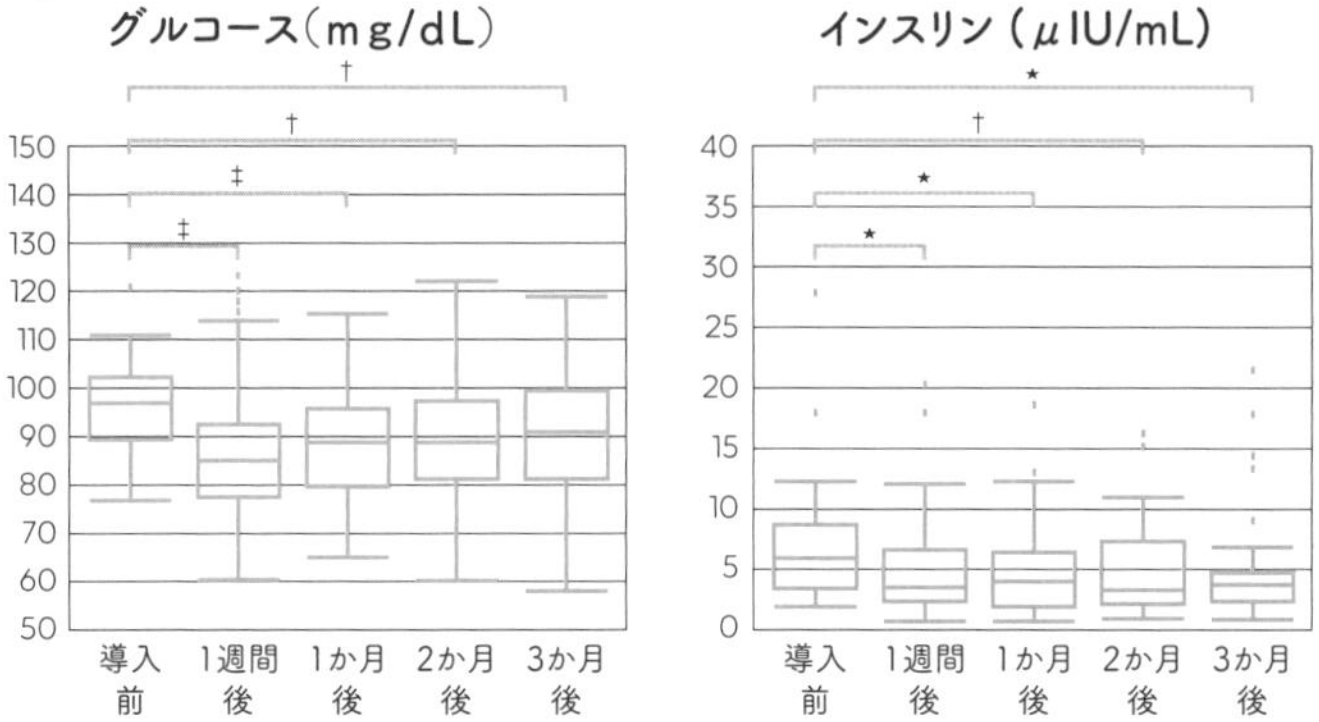

がんケトン食療法後の患者のグルコースとインスリンデータ。グラフは箱ひげ図と呼ばれるもので、値のばらつきと最も多い値を示しています。脚注は統計的な有意差を示しています(Wilcoxon signed-rank test;導入時 対 1週後、1、2、3か月後。* $p < 0.001$, † $p < 0.01$, ‡ $p < 0.05$)。

ケトン食の研究は、新たな健康常識を示した

それだけではありません。37例の解析をしてはっきりわかったのは、**糖質を厳しく制限しても、低血糖になるわけではない**ことです。

図7左に示すように、最初の1週間で血糖値は低下しますが、そこからゆるやかに上がって、90㎎／dℓあたりで安定するのです。つまり、糖質を極度に制限しても、体内で糖をつくる仕組みである糖新生が働いて、血糖値は安定するのです。

一方、図7右を見ると糖を吸収するインスリンの必要量は低下していきます。

糖質制限では、筋肉量の低下が問題になります。がんの人たちは、そもそも体重が減りやすく、体組成計で精密にフォローした結果、体重や脂肪は減少を示します。ところが、**がんケトン食療法では筋肉量は最初の1週間で減少しますが、その後は維持されるのです**。この点も、驚きの結果でした。

これらのことは、様々な健康法において重要なヒントを与える現象です。

炎症を抑えて栄養状態がよければ、がんでも長く生きられる可能性が

また、がんケトン食の治療に反応するかどうかを予測する方法として、がんケトン食ABCスコアというものを見出すことができました。

具体的には、患者の血清データにおいて、ケトン食治療3か月後のアルブミン（Albumin）、血糖値（Blood glucose）、血中CRPの値を用いて、長期予後の予測が可能であることがわかりました[*11]。

この現象は、何を意味するのでしょうか？

アルブミンは体の栄養状態を意味し、血中ＣＲＰは体の炎症状態を意味します。つまり、**栄養状態がよくて炎症がなければ、がん患者は長期生存できる可能性**を意味しています。

では、血糖値は何を意味しているのでしょうか？

３か月もの間、糖質を十分に制限しても、血糖値が90mg／dℓ未満の人と、90mg／dℓ以上の患者さんに分かれていくのです。単純に糖質を制限するだけでは、がん治療での効果は不十分な可能性があるのです。炎症が続くと、インスリン抵抗性という状態が引き起こされ、糖質は細胞で適切に利用されません。そもそも筋肉がないと、糖質はグリコーゲン（肝臓や筋肉に含まれる糖類）として蓄積されないのです。

つまり、抗炎症効果を示すケトン体の産生が必要なのです。

これらの結果をまとめると、**栄養状態をよくして、炎症を抑え、糖質が適切に利用できる環境があれば、がんの患者さんは長期に延命できる可能性がある**ことを示しています。論文採択まで山あり谷ありでしたが、２０２０年に、これらの内容をまとめた論文を、栄養や食品に関する科学雑誌「Nutrients」に発表することができました。[*11]

この発表は、国内外で大きな反響を呼びました。大学からプレスリリースされ、日本経済新聞電子版でも取り上げられ、論文の閲覧数も1万件を超えました。2021年7月には、NHKの「ヒューマニエンス 40億年のたくらみ」でも取り上げていただきました。驚いたのは、ボストン大学の学生からメールで質問が届いたことです。大学の授業で私の論文が取り上げられたそうです。いつの間にか、世界で注目される研究になっていたのです。

さらに、私たちが開発したがん患者へのケトン食療法の方法論は、2020年6月にアメリカで、10月にはシンガポールで、2022年8月には日本でも、特許を取得することができました。

食事療法において特許が認められたことは、まさに画期的なことでした。現在、中国でも特許申請中です。私たちの開発したがんケトン食療法は、国際的にがんに対する治療法として正式に認められたのです。

6 ケトン食の有効性が、特に期待できるがんもある

現在、ケトン食を応用したがんの治療は、抗がん剤による化学療法や放射線治療と組み合わせる形で行っています。場合によっては、IVR（Interventional Radiology）という X線透視やCTなどの画像で体の中を見ながらカテーテルや針を使う治療と併用されています。

けれども、がんの種類によっては、もしかしたら、ケトン食だけで悪化しない可能性のあるがんもあるのです。

どんな種類のがんかといえば、「**肉腫**《にくしゅ》」と呼ばれるがんになります。

肉腫（サルコーマ）とは、全身の骨や軟部組織（筋肉、脂肪、神経など）から発生する悪性の骨軟部腫瘍《しゅよう》を意味します。骨の肉腫の代表的なものとして、骨肉腫、軟骨肉腫、軟部組織の肉腫の代表的なものとして、脂肪肉腫などがあります。

肉腫の特徴は、発生頻度が低く、分類が多様なことにあります。がん全体に占める肉腫の割合は約1％に過ぎません。[*73]

しかし、一般的な肉腫の印象としては、若い人に見られて、助かるために脚などを切断する手術をしないといけないという非常に怖い病気です。

それが、ケトン食によって特に効果が出るのであれば、多くの患者さんにとっての朗報となる可能性があります。現在までに、研究に参加した肉腫の患者さんは３人です。

１人の方は、40代の男性で左肩甲骨軟骨肉腫の患者さんで、残念ながら十分にケトン食を実施できず、お亡くなりになりました。

他の２人は、全く抗がん剤治療などを併用せず、ケトン食だけで長期延命しています。１人は軟骨肉腫の80代の男性。もう１人は腹壁脂肪肉腫の40代の女性になります。

80代の男性の場合は、右大腿骨の付け根あたりに元々の肉腫があり、ケトン食を導入し、半年を過ぎたときに、転移をした肺の部位を切除しました。いわゆるがん治療として実施したのは、それくらいで、がんは消えていません。

しかし、その80代の男性は、ご家族に大切にされながら5年を過ぎても（2022年12月現在）、とてもお元気に過ごされています。さすがに、長くケトン食を続けているので、何度もそろそろやめてもいいかなとお話しされますが、結局は継続されています。

もう1人の40代の女性は、とても大変な治療経過を乗り越えてきた患者さんでした。腹壁脂肪肉腫を患い、10年間で12回の手術をしてこられました。多い時は1年に2回もの手術を受けて、「病院が家のようになっていた」と、患者さんは笑いながらお話しされていました。これだけ大変な思いをされているのに、なぜか明るいのです。

興味深いことに、その患者さんがケトン食を導入したことで、再発のスピードが明らかに遅くなりました。5年間フォローしていますが、再発は1年に1回以上のペースですから、今までなら、5〜6回は再発していたはずなのにわずか3回に減少したのです。

1回目はケトン食を始めて半年くらいの時でした。その1年後に14回目の再発。その後、血中総ケトン体濃度を数千μmol/L台まで維持し、2年半再発がありませんでした。

しかし、長い期間再発がなかったので、「完全にケトン食がゆるんでしまったから」と、ご本人がお話しされたように、血中の総ケトン体濃度が1000μmol／L前後まで低下しており、15回目の再発がありました。それからは、がんケトン食療法を改めて厳しく行い、血中総ケトン体濃度が、数千μmol／L台まで回復し、現在は経過順調です。

肉腫におけるがんケトン食療法の効果については、肉腫の専門家のさらなる検討が必要でしょうが、これが有効ということになれば、新たな治療の選択肢が増えることになります。肉腫における治療は、一部の抗がん剤を除き、現在では、手術で「切る」という選択しかありません。そんな厳しい治療を受けても、再発するリスクがあるのです。再発するリスクを、ケトン食が低下させるのであれば、患者さんは、そのつらい決断を前向きにとらえることができるように思います。

私は、治療において患者さんのレジリエンス（回復力）を重視しています。詳細は、前著『漢方がみちびく心と体のレジリエンス（回復力）』に譲りますが、レジリエンスを導くためには、つらい病気の治療と向き合う必要があります。

患者さんたちが、病気と向き合っていくときに、がんケトン食療法は、患者さんのレジリエンスを導く存在だと思っています。

7 ケトン食療法は、がん治療の効果を最大化する可能性がある

がんケトン食療法に関して注意すべき点は、基本的にケトン食だけでは、抗がん剤のようにがん細胞の増殖を抑える作用は強くないということです。

世界的にもマウスの実験で様々に検討されていますが、ケトン食だけでは、がんそのものを小さくすることは難しいと思われます。

しかし、抗がん剤や放射線治療と併用すると、ケトン食は驚くような効果を発揮するのです。これも様々なマウスの実験でわかっていることです。[*74]

ただ、いざヒトに応用するとなると、全くうまくいっていないのが、世界のケトン食療法の状況なのです。[*74]

なぜかと言えば、ヒトはマウスのように、黙ってケトン食を食べてくれないからです。ヒトそれぞれに食事の好み、好き嫌いがあって、さらにケトン食をいつまで続けたらいいのか、糖質を制限すべき量も期間も決まっていません。

世界的にも、何とかがんケトン食療法を患者さんに続けてもらおうとするのですが、なかなか続かないのです。ハードルを下げると継続するが、血中のケトン体は上がらない。ハードルを上げると今度は、血中のケトン体は上昇するが、ケトン食が続かなくなります。いつまで我慢すべきかはっきりしていないので、患者さんは途中で挫折してしまうのです。

そういう状況の中で、私の考えた方法は、すでに示したように、糖質の制限すべき量、期間も明らかに示しています。

その方法に従えば、血中の総ケトン体の値が数千μmol／Lレベルまで上昇し、継続率も高く、想像以上の臨床効果が得られています。世界が待ち望んだがん患者におけるケトン食の方法論だったのです。

あらゆるがん治療との併用が可能

さらに、予想外のことがわかってきました。私たちのケトン食療法の研究では、あらゆるがん治療との併用が可能となっています。結果的に、手術・放射線・抗がん剤治療などの様々ながん治療と、ケトン食の併用で効果が期待できることがわかってきました。

これは非常に朗報で、一般的な細胞毒性の強い抗がん剤は、患者さんに苦痛を強いることも多いのですが、分子標的薬のほうが、患者さんの負担は比較的軽いのです。

特に最先端の分子標的薬と併用し、著効を示した症例が蓄積されています。

たとえば、ある50代の男性は、健診で左胸水を指摘され病院で精査したところ、肺腺がんⅣ期と診断されました。がんの増殖にかかわる遺伝子が陽性であったため、薬の内服が開始され、がんケトン食療法も希望して、来院されました。

結果は劇的でした。ほぼ寛解のレベルまでがんは縮小し、4年以上経過していますが、現在もお元気に過ごされています。

その他に、がんケトン食療法と相性がいいのは、「**ラジオ波**（約450キロヘルツの高周波）」による治療ではないかと考えています。ラジオ波による治療は、正確には、経皮的ラジオ波焼灼《しょうしゃく》療法（ＲＦＡ）といいます。

超音波で観察しながら、皮膚を通して電極針をがんの中心に挿入し、ラジオ波という電流を使って、針の周囲に熱を発生させ、がんを焼いて壊死させる方法です。ラジオ波による肝臓にできたがんの治療は、２００４年から日本でも保険適応手術として認められています。手術と比較すると、患者さんの負担は、かなり少なくて済みます。

実際に、何人かの患者さんは、併用することで良好な経過をたどっています。そうした治療法は、今後も続々と生まれてくるでしょうから、私たち医師は固定観念に縛られず、あらゆる治療法との組み合わせを検討していくべきだと思います。

ケトン食は、1年継続することを目標に

がんケトン食療法でよく聞かれる質問ですが、「どれくらいこの食事療法を続けたらいいのですか」というものです。

甘いものが食べられなくて、いろいろつらくなったり、しんどくなったりすると思いますが、最近の私の研究室の解析結果でわかってきたことは、「**できれば1年間は**

続けてほしい」ということです。

では、そのあとは、どうすればいいのか?

がんの種類によっては、しっかり継続したほうがいいと思います。しかし、必ずしも、そうではない場合もあります。

それは、すでにお話ししたがんケトン食ABCスコアが示すように、栄養状態が良くなり、炎症がおさまって、糖質の利用が安定するようになれば、いったん中止を検討してもいいかもしれません。

まとめると、がんなどに罹患して、命が脅かされる状況であれば、私の開発したがんケトン食療法を、1年間は実践してほしいということです。

そして、健康を実感できるようになれば、後ほど説明するケトン体の働きが誘導されやすい食習慣や運動習慣を実践していけば、十分に健康状態を維持していけると思います。

ダイエット効果やアンチエイジング効果も期待でき、健康な状態を体の中につくりあげられるのです。

8 ケトン食で学んだ、がん治療のあり方

ケトン食で学んだことはそれだけではありません。がん治療のありかたそのものを、考えさせられる患者さんとの出会いもありました。

2015年、悪性度の高い**淡明細胞がん**による子宮体がんで、ステージⅢAの60代の女性の治療にかかわりました。

悪性度が高いがんですから、手術も子宮や卵巣などあらゆるものを取り除いたうえで、さらに厳しい抗がん剤治療を行いました。

しかし抗がん剤治療は、かなり苦しく、吐き気でまともな食事ができなくなったり、食べられるようになっても全身の倦怠感が続いたりして、私の専門の一つである漢方治療を併用して、なんとか治療を完遂したのです。

愛妻家の夫は、温熱療法や、まだ一般的ではない免疫療法など様々な治療を、抗がん剤治療終了後にも、患者さんに受けさせていました。

図8 症例3のがんケトン食療法導入後の腫瘍マーカーの推移

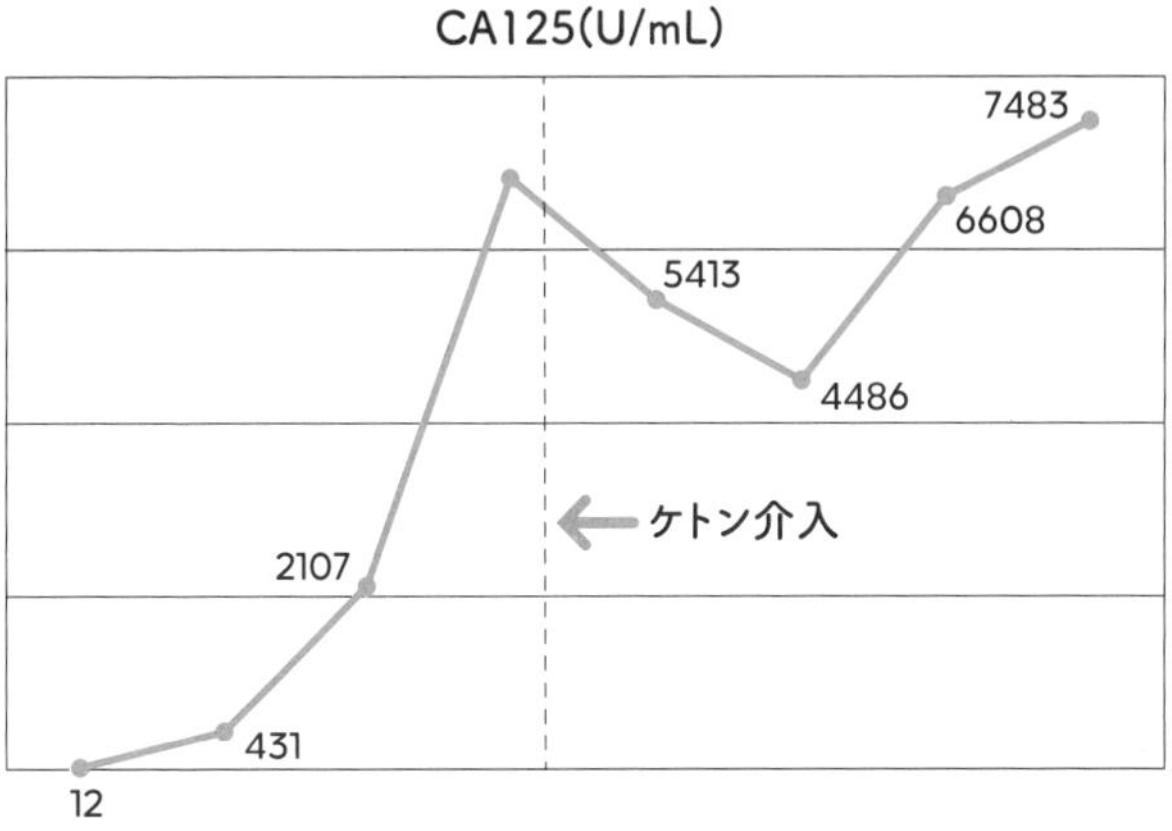

しかし運命は非情で、がんは再発したのです。すぐに腹水や胸水も溜まり、事態は深刻になりました。

「妻のためになんでもしてあげたい」と相談を受けたので、まず食事ができるように漢方治療を行い、その後、がんケトン食療法を始めました。

この患者さんは、あまり食べられなかったので、すでに血中ケトン体は上昇していましたが、ケトン食を導入したところ、さらに、血中ケトン体は上昇しました。

また、腫瘍マーカーの数値は劇的に減少しました（図8）。

図9 症例3のがんケトン食療法導入後の胸部CTの推移

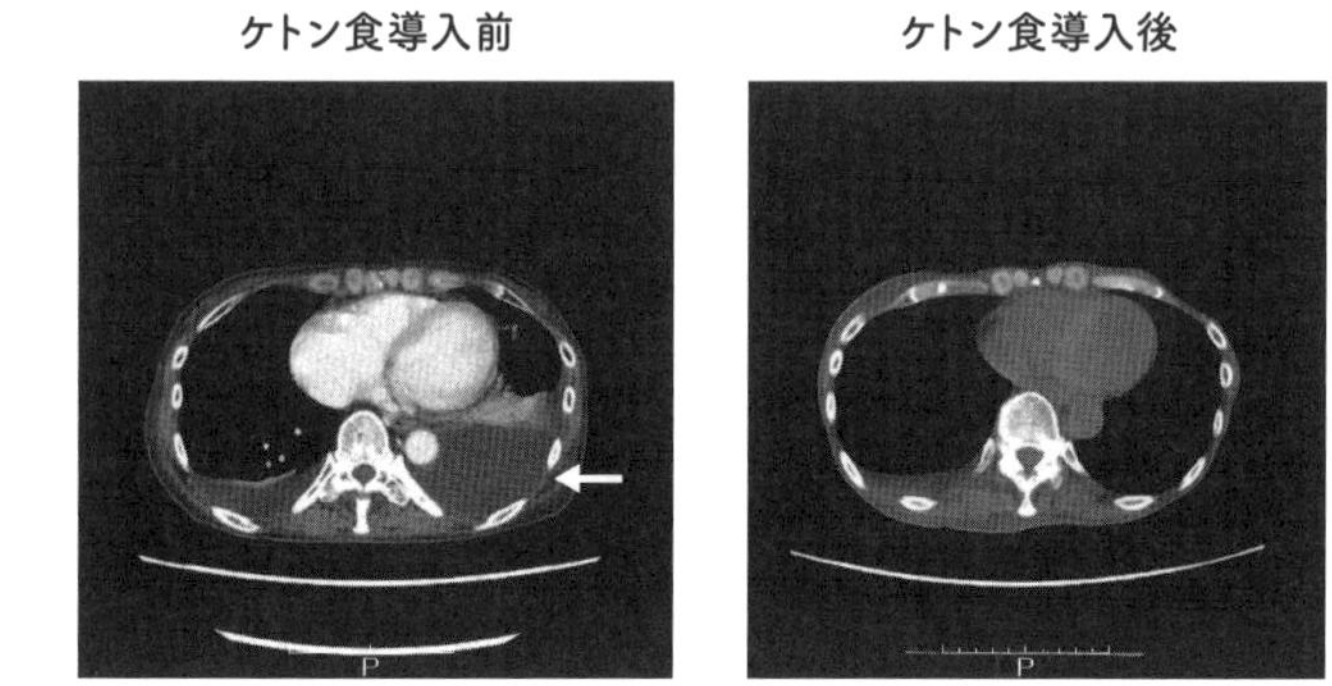

矢印の部分が胸水であるが、がんケトン食療法導入後、劇的に胸水が減少している

そして、驚いたことに胸水が劇的に減少していることが確認できました（図9右）。

腹水は残っていたので、このタイミングなら、抗がん剤治療をやれば、もっとよくなると判断し、そう提案しました。

それに対して患者さんは、

「もう、あんなしんどい思いはしたくないです。今がいちばん体調もいいから、このまま漢方とケトン食の方法で続けられませんか？」と言ったのです。

「でも、がんは進行してしまうかもしれませんよ」と私が言うと、

「それでも苦しまずに済むなら、そのほうがいいです」とのことでした。

それで追加の抗がん剤治療などはせず、ケトン食と漢方を使って、なんとかできるところまでやっていこうということになったのです。

しかしその結果、2015年末に、患者さんはお亡くなりになりました。

患者さんのご家庭からの感謝の電話

正直なところ、医師としては、せっかくのチャンスを逃したような気がしていたので、すごく残念に思っていました。

しかし、ご家族の受け取り方は全く違っていたのです。

その後、患者さんのご家族から、

「短い間でしたが、妻とは亡くなるまでの間、一緒に食事をしたり、デパートへ出かけたり、家族にとって、本当にかけがえのない時間を過ごすことができました。先生ありがとうございました」と、とても丁寧な電話をいただきました。

このお電話は、私の心に強く響きました。患者さんのご家族からの言葉を聞いていると、亡くなられた患者さんご本人からも感謝を伝えられたような気がしました。

おそらくある時期から、患者さんもご家族も残された時間が少ないことに気が付いて、覚悟をしていたのだと思います。

がんを完全に治すことができなくても、ケトン食で小康状態を保ち、最後に仲良く家族と過ごしたい。おそらく、それが患者さんの本当の願いだったのだなと気が付くことができました。

私はそれまで「がんを完全に治さなければいけない」と考えていたのですが、それは医師としての思い上がりで、違う選択肢もありますよ、ということを教えられた気持ちでした。

治療で苦しみながら長く生きるよりも、できれば2～3年、患者さんに元気に楽しく過ごせるような時間を提供する。ケトン食を使えば、そうした時間をプレゼントすることも可能になるのではないか。

このとき患者さんに「先生ありがとう、がんばって」と強く背中を押してもらった気がしました。

この経験によって、私はがん治療に対する自分のスタンスを、はっきりと定めることができました。

がんは、3段階の悪化ルートをたどる

みなさんは、意外に思われるかもしれませんが、がんという病気は、がんそのものでお亡くなりになることは実は少ないのです。

多くの患者さんは、がんによって引き起こされる悪液質と呼ばれる状態になり、徐々に体が衰弱し、お亡くなりになるのです。

具体的には、食欲不振により栄養状態が低下し、微熱など全身の炎症の症状が増悪し、筋肉が細くなるサルコペニアが引き起こされ、体が動かせなくなります。

悪液質は、炎症の度合いや症状によって、3段階の悪化ルートをたどると考えられています[*75]。

順に「**前悪液質**」「**悪液質**」「**不応性悪液質**」となります。

それぞれの段階は、次のような定義になります。

①前悪液質……食欲不振や5％未満の軽度の体重減少
②悪液質……食欲不振・炎症が進行し、明らかに筋肉が落ち、5％以上体重が減りだす
③不応性悪液質……治療に反応せず、コントロールができなくなる

もちろん、①の前悪液質の段階でがんをうまく治療できれば、十分に長生きが期待できます。

しかし、③の不応性悪液質になると、かなり厳しくなります。なかなか手だてがないのが実情です。

ですから、②の悪液質になった患者さんに対して、前悪液質の状態に戻してあげられるような治療が望まれているのですが、現在の医療では難しいのが実情です。最近の研究では、アナモレリンという薬が、食欲を導く消化管ペプチドホルモンであるグレリンのような作用を示すことで、胃腸の動きがよくなり、体重減少の改善が起こることが期待されています。*76

ただし、残念なことに、肺がん・胃がん・すい臓がん・大腸がんの四つでしか適応が見られていません。さらに、アナモレリンでは抗炎症効果は強くありませんし、筋力低下やがんによる全身倦怠感は改善しません。

前悪液質状態をキープすれば、がんと共存できる可能性がある

私たち医療者は、これまで、がんになれば、完全に治療することばかりを考えてきました。

しかし「前悪液質状態」が維持できるのであれば、がんで死ぬ確率は低下しますし、日常の生活でも、症状すらほとんど出現せず、仕事をこなし、趣味を楽しむことができます。

ということは、様々なリスクがあるがん治療を選択して、がんを取り除かなくても、「前悪液質の状態をキープする」という作戦に切り替えればいいのではないか。

少量の抗がん剤とがんケトン食療法を併用すれば、がんが進行しても、私たちの想像以上に患者さんたちが生きていくことができるのです。

実際に、多くの患者さんが、その可能性を示しています。

前悪液質状態のがんを持ちながら、気づくことなく人生を過ごしている人も

ここまで様々な患者さんを紹介したように、がんケトン食療法を受けている多くの患者さんは、がんと共存しています。

一方で、たとえば前立腺がん、というがんがあります。死亡した男性を解剖すると、報告によってかなりの幅がありますが、約5％から40％の方は、死亡原因に関係なく、前立腺がんを持っていることが報告されています。これは、前立腺潜伏がん（ラテントがん）と言われます。[*77] ラテントがんとは、死後の解剖で初めて見つかるがんのことです。悪性度が低いので、結果的に共存しているのです。

つまりそれだけの割合の男性は、前立腺がんを持ちながら、それと気づくことなく人生を過ごしていることになります。

もちろん、がんには、その部位によっては深刻なところもいくつかあります。

たとえば脳における脳幹部のように、生命維持装置として重要な役割を果たしている場所が、がんに冒されれば、それは致命的です。

すい臓にがんができれば、消化酵素が出なくなり、これも危険です。さらに肝臓の胆嚢《たんのう》のところ、胆汁《たんじゅう》を出す場所にがんができると、黄疸《おうだん》になってしまいます。

ケトン食でウィズキャンサーを目指す

内臓のがんの中で早期に発見され、内視鏡や腹腔鏡《ふくくうきょう》で患者さんの体に負担が少ない方法でがんが除去される治療は、とても有効と思われます。

ただ、ある程度進行しているがんだと、手術などで切除したあとで、転移が見つかることもよくあることです。

「切るべきかどうか」という判断は非常に難しいものです。そこは、長年、切るべきかどうか真剣に向き合っている専門の外科の先生方の判断が尊重されるところだと思います。

しかし、がんの切除によって内臓の機能を低下させたり、体にダメージを与えることもあります。結果として、死期を早めてしまうケースもあるかもしれません。

コロナウイルスと上手に付き合って生活する「ウィズコロナ」のように、ケトン食が医療の現場に取り入れられることで、「ウィズキャンサー」の対処も可能になるのではないかと、患者さんを診察しながら考えています。

第5章

健康長寿につながる食事と習慣

①「ケトン体」の誘導に役立つ食材とメニュー

最後に、健康長寿のカギとなるケトン体を活性化させるのに有効な食材やメニューと生活習慣についてご紹介していきます。

その前に、改めて糖質制限とケトン食療法の違いとその共通点について、まずは確認しておきましょう。

２０２０年版の厚生労働省による日本人の食事摂取基準にもとづけば、

「**糖質制限**」とは、「**1日の糖質摂取量が１００ g以下**」

「**高脂肪食**」とは、「**総エネルギー量の30％以上を脂質から摂取すること**」

ということになります。[*71]

一方、**がんケトン食療法**は、

「**1日あたりの糖質量を10～30gにして、脂質を１２０～１４０g摂取**」します。[*11]

私たちが開発したがんケトン食療法は、一般の人がそのまま取り入れるのは難しいかもしれません。しかし、がんケトン食療法を踏まえたプチケトン食なら十分に可能です。

プチケトン食は、**1日の糖質の摂取量を50〜100g程度にして、脂質をしっかり摂取**し、ケトン体を誘導しやすくする食事療法です。

夕食の糖質（白米やパンなど）の摂取量を減らして、脂肪分とたんぱく質の多い食べ物をしっかりとれば、夜間にケトン体が十分に誘導されます。

プチケトン食の方法には、いくつかのパターンが考えられます。

月〜金の平日は、1日の糖質50〜100gのプチケトン食。土日は、外食OKで普通食に戻す。

逆に、月〜金は普段通りにして、土日は1日の糖質50g目標のプチケトン食にするという方法もあります。場合によっては、1か月に2日続けてのプチケトン食にするのもおすすめです。

なお、様々な食材のケトン比（たんぱく質と炭水化物を足した量と脂質の割合）のデータは、178〜181ページの表のようになります。

食材名	アミノ酸Pr(g)	利用可能炭水化物(g)	TG当量(g)	ケトン比	目安量(可食部)
カキ	4.9	6.7	1.3	0.1	
カキフライ	5.5	36	10	0.2	
芝エビ	15.7	3.3	0.2	0.01	
甲イカ	10.6	4.1	0.6	0.04	
ズワイガニ	10.6	3.6	0.2	0.01	
マダコ(ゆで)	15.4	6.9	0.2	0.01	
参考 オリーブ油	0	1.1	98.9	89.9	

肉類

食材名	アミノ酸Pr(g)	利用可能炭水化物(g)	TG当量(g)	ケトン比	目安量(可食部)
牛サーロイン(脂身付き)	14	4.1	26.7	1.5	
牛肩ロース(脂身付き)	13.7	4.4	24.7	1.4	
牛バラ(脂身付き)	11.1	0.2	37.3	3.3	
豚ロース(脂身付き)	17.2	3	18.5	0.9	
豚バラ(脂身付き)	12.8	0.1	34.9	2.7	
豚ヒレ	18.5	3.7	3.3	0.1	
鶏モモ(皮付き)	17	0	13.5	0.8	

※食品100gあたりの重量

資料:『八訂 食品成分表 2022』(女子栄養大学出版部)

表1-1 食材のケトン比一覧

魚介類 アミノ酸Pr：アミノ酸組成によるたんぱく質
TG当量：脂肪酸のトリアシルグリセロール当量

※P183参照

食材名	アミノ酸Pr（g）	利用可能炭水化物（g）	TG当量（g）	ケトン比※	目安量（可食部）
マアジ	16.8	3.3	3.5	0.2	1尾=70g
ブリ	18.6	7.7	13.1	0.5	1切=80g
ハマチ	17.6	5.0	9.9	0.4	5切=75g
カンパチ	17.4	4.4	3.5	0.2	5切=75g
サンマ	16.3	4.4	22.7	1.1	1尾=110g
サバ	17.8	6.2	12.8	0.5	1切=80g
イワシ	16.4	6.3	7.3	0.3	1尾=50g
トラウトサーモン	17.8	3.5	10.1	0.5	5切=75g
キングサーモン	16.2	6.2	9.7	0.4	1切=80g
ノルウェーサバ	15.3	5.6	23.4	1.1	1切=80g
アナゴ	14.4	4.2	8	0.4	1尾=70g
アユ	15	3.9	1.9	0.1	
ウナギ	14.4	6.2	16.1	0.8	
カツオ（秋）	20.5	6	4.9	0.2	
カツオツナ油漬け	15.3	4.5	23.4	1.2	
トラフグ	15.9	3.7	0.2	0.01	
ミナミマグロ脂身トロ	16.6	6.6	25.4	1.1	
マグロツナ油漬け	14.4	3.8	21.3	1.2	

※食品100gあたりの重量

野菜類

食材名	アミノ酸Pr（g）	利用可能炭水化物（g）	TG当量（g）	ケトン比	目安量（可食部）
アボカド	1.6	4.8	15.5	2.4	
にんにく	4	24.1	0.5	0.02	
アスパラガス	1.8	2.1	0.2	0.05	
さやいんげん	1.3	3	0.1	0.02	
トマト	0.5	3.5	0.1	0.03	
大根	0.3	2.8	微量	0.01以下	
かぶ	0.5	3.5	0.1	0.03	
レタス	0.5	1.7	微量	0.01以下	
キュウリ	0.7	1.9	微量	0.01以下	
人参	0.6	5.7	0.1	0.02	
ほうれん草	1.7	0.3	0.2	0.1	
こまつな	1.3	0.8	0.1	0.05	
ブロッコリー	3.8	2.3	0.3	0.05	

調理例

食材名	アミノ酸Pr（g）	利用可能炭水化物（g）	TG当量（g）	ケトン比	目安量（可食部）
鶏モモ（皮付き）から揚げ	20.5	17	17.2	0.5	
アジフライ	16.6	12.7	17	0.6	1切=80g
かきフライ＋マヨネーズ10g	5.7	36.1	17.3	0.4	
芝エビ＋オリーブ油10g	15.7	3.4	10.1	0.5	
ささみフライ	22.4	11.1	12.2	0.4	

※食品100gあたりの重量

資料：『八訂 食品成分表 2022』（女子栄養大学出版部）

表1-2 食材のケトン比一覧

種実類

アミノ酸Pr:アミノ酸組成によるたんぱく質
TG当量:脂肪酸のトリアシルグリセロール当量

食材名	アミノ酸Pr(g)	利用可能炭水化物(g)	TG当量(g)	ケトン比	目安量(可食部)
いりごま	19.6	9.3	51.6	1.8	
ねりごま	18.3	9	57.1	2.1	
ピスタチオ	16.2	7.7	55.9	2.3	
カシューナッツ	19.3	17.2	47.9	1.3	
アーモンド	19	5.6	54.2	2.2	
クルミ	13.4	2.6	70.5	4.4	

卵・乳製品

食材名	アミノ酸Pr(g)	利用可能炭水化物(g)	TG当量(g)	ケトン比	目安量(可食部)
全卵	11.3	3.4	9.3	0.6	
うずら卵	11.4	3.9	10.7	0.7	
うこっけい卵	10.7	4.2	10.5	0.7	
マヨネーズ(卵黄型)	2.2	0.5	72.8	27	
プロセスチーズ	21.6	0.1	24.7	1.1	
クリームチーズ	7.6	2.4	30.1	3	
カマンベールチーズ	17.7	4.2	22.5	1	

大豆製品

食材名	アミノ酸Pr(g)	利用可能炭水化物(g)	TG当量(g)	ケトン比	目安量(可食部)
高野豆腐	49.7	0.2	32.3	0.6	
油揚げ	23	0.5	31.2	1.3	

※食品100gあたりの重量

ケトン比を意識して食べる

健康な人のケースで考えれば、「満遍《まんべん》なくいろいろなものを食べる」ことが基本です。そのうえで、日本の食生活に慣れた人を前提とすると、ケトン体を誘導するおすすめの食材には、次のようなものがあります。

魚……サバ、サンマ、トロ
肉……牛バラ、豚バラ
野菜……タケノコ、冬瓜《とうがん》、ゴーヤ、キュウリ、生姜、ネギ
海藻……わかめ、ひじき、もずく
ナッツ類
油揚げ

このあたりは、値段もお手頃で、栄養バランスもいいと思われます。

もっと手っ取り早くケトン体を誘導するサプリメントはないのか。そう思われるかもしれません。

残念ながら、錠剤やサプリメントでは消化酵素は出ないし、腸内細菌も働きません。消化管から**グレリンやGLP－1**を誘導し、腸内細菌叢からケトン体に必要な栄養素をつくり出すには、ひと手間かける食事が欠かせません。

それでは以下に、日々の生活にプチケトン食を取り入れるための具体的なメニューを紹介していきます。

キーワードは**ケトン比**です。

ケトン比＝「脂質」／「たんぱく質」＋「炭水化物（糖質）」

このようにケトン比とは、**たんぱく質と炭水化物を足した量と脂質の割合**のことでした。

肉の調理と付け合わせのヒント

肉のケトン比の王様は、やはり**サーロインステーキ**でケトン比は1・5です。**脂身付きの牛バラ**は3・3と驚きのケトン比を示し、ケトン比の低い野菜と合わせても、おいしさ十分で、ケトン比を維持できます。

脂身付きの豚バラのケトン比は2・7。**豚バラ肉の重ね蒸し**など、こちらもケトン比の低い野菜と組み合わせても、油を追加するのでケトン比を維持できます。

鶏は脂質が少なくて、ケトン食を行っ

サーロインステーキ

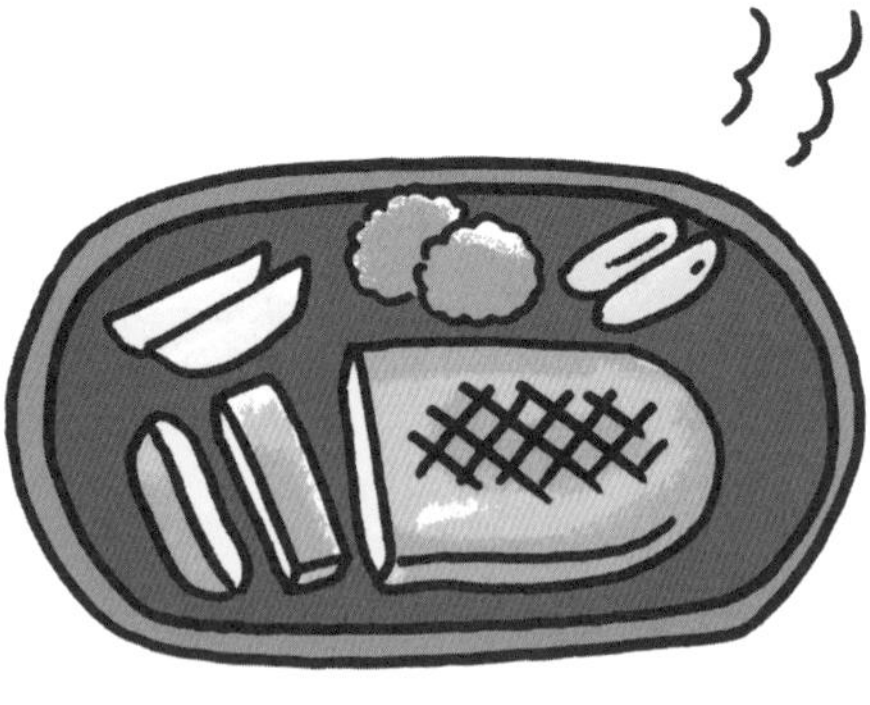

ていくうえでは、少し苦戦します。

そんなときは胸肉にチーズを挟んで、油で揚げたり、タルタルソースと組み合わせれば、ケトン比0・5→0・9くらいまで上昇します。

鶏南蛮は、甘みに還元麦芽糖などを使って、うまく糖質量をコントロールすることをお勧めします。鶏南蛮にマヨネーズの組み合わせは、プチケトン食にぴったりになります。

ただし、ケトン食はついついあぶらっこくなりがちです。

大根は少量なら糖質量は問題なく、大根おろしを付け合わせにすれば、さっぱりといただけます。キノコ類も自然な形

鶏南蛮

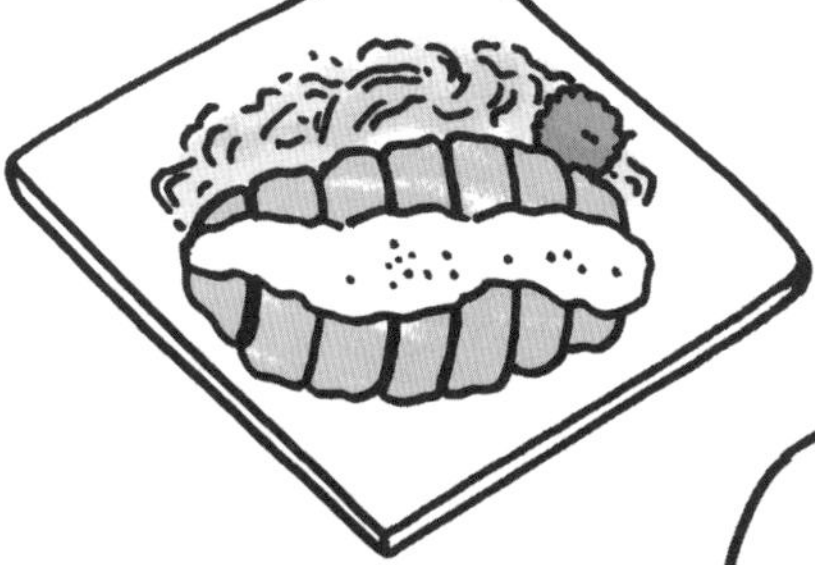

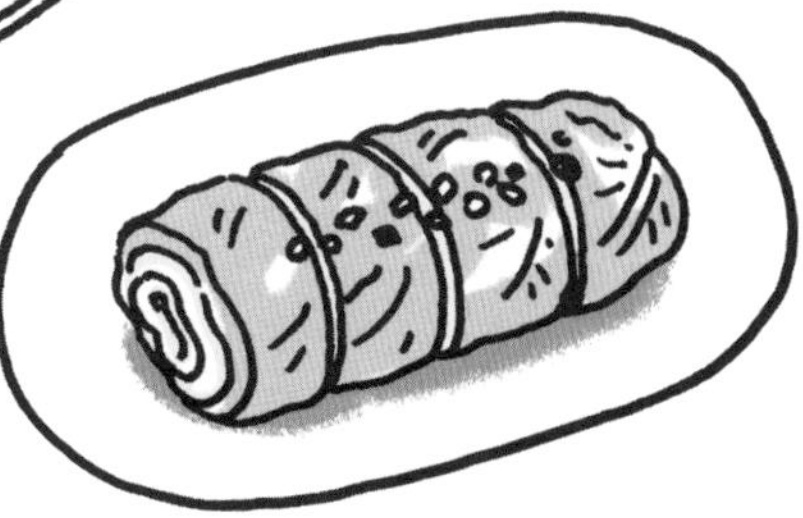

豚バラ肉の重ね蒸し

で油を吸収してくれるので、お勧めです。

もっと魚を食べよう

世の中肉食ブームです。ご飯を抜いて、肉料理だけのおかずを食べている方も多いようです。しかし、それでは足りない栄養素が生じてきます。**ビタミンD**です。

それを補う食材には魚やキノコ類があります。

つまり、**1日1食は、「魚料理を食べる」**のが大切です。

サバ、サンマ、トロがおすすめです。

サンマ塩焼き

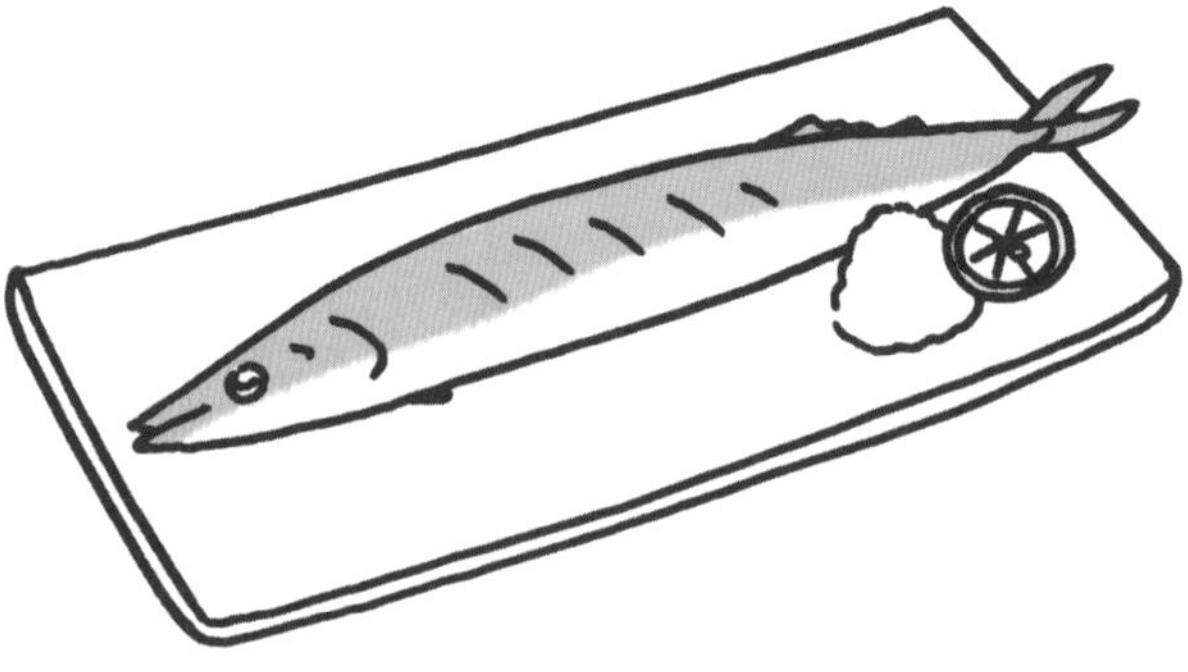

サバ缶はコンビニなどでも買える食品となり、レシピも豊富に紹介されています。

ケトン比でも魚は優等生です。

ケトン体を誘導する指標のケトン比（脂質／たんぱく質＋炭水化物（糖質））は、1を超えるのが望ましいとされています。

なかでもトロのケトン比は1・1（100g当たり脂質25・4g／たんぱく質16・6g＋炭水化物（糖質）6・6g、『八訂　食品成分表2022』より）です。

アジフライとタルタルソース

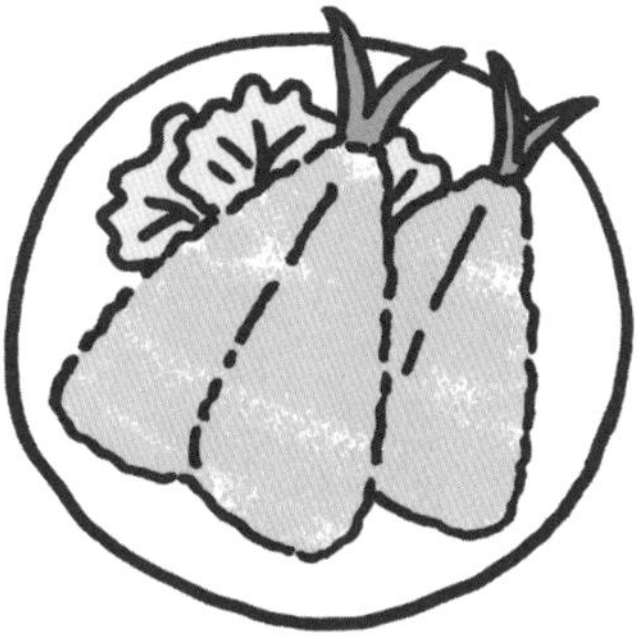

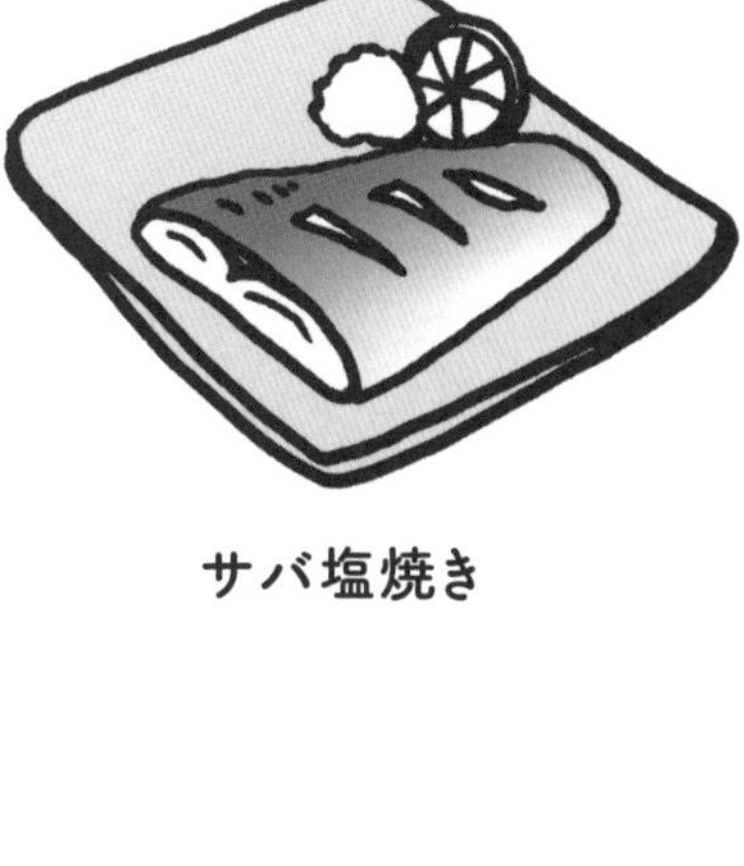

サバ塩焼き

でも、庶民の味方も負けていません。

サンマは、ケトン比1・1、**ツナ缶**もケトン比1・2です。

たんぱく質の量が多く、脂質が少ない魚（ケトン比0・2〜0・5程度）の場合は、**フライにするとケトン比が上がります**。

さらに、マヨネーズ主体のタルタルソースを使うとケトン比が0・9くらいに上がります。南蛮漬けもいろいろな魚に応用が利きます。

調理の際のポイント

脂質・たんぱく質・炭水化物（糖質）のバランスを理解して、吸収をよくするビタミンなどの必要な栄養素の組み合わせを覚えていくことです。

その際、料理法や調味料を工夫すれば、バランスを補い合うことができます。

脂質が少なくてたんぱく質が多い魚や鶏肉などの食材は、オリーブオイルやマヨネーズを使うといいでしょう。**揚げ物も便利です**。

ただ、パン粉は100gあたり糖質量62・9g、小麦粉は100gあたり糖質量73・

1gです。**糖質が気になる方には、おからパウダーがおすすめ**です。

おからパウダーの100gあたりの糖質は12・6gで、栄養成分は食物繊維、たんぱく質、カルシウムが豊富なところが特徴です。これは、外来の患者さんにも好評です。

アヒージョなら手軽にできる

また、手のかかる料理は嫌だという方には、アヒージョがおすすめです。

オリーブオイルに、キノコ、ブロッコ

魚介のアヒージョ

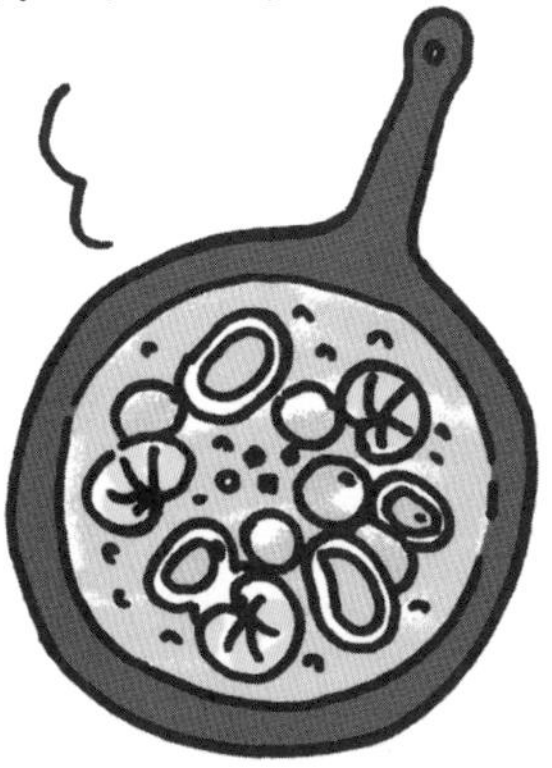

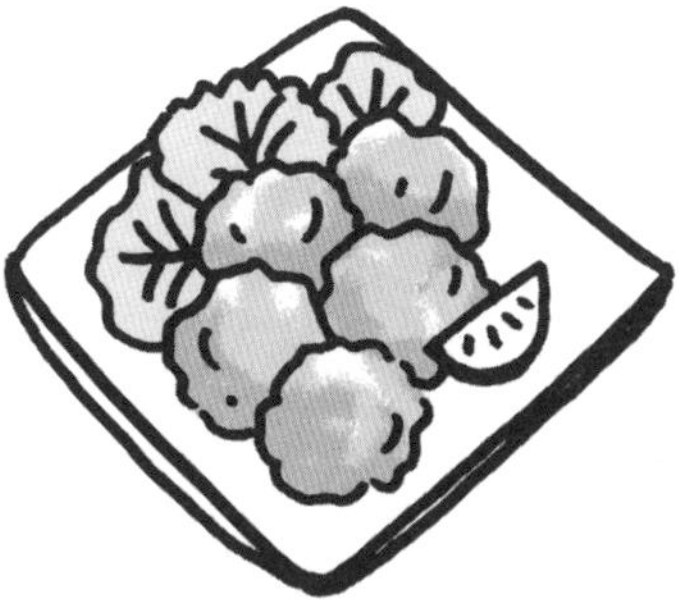

鶏のから揚げ

リーを投入し、しっかり油を吸わせて、エビ（ケトン比ほぼ0）、イカ（ケトン比ほぼ0）、カキ（ケトン比0・1）などを投入したら、ケトン比は、0・6くらいまで改善されます。

アボカドは、ケトン比の優等生

アボカドも手軽な食材です。脂質が多くて、低糖質・低たんぱく質。ケトン比は2・4です。

オレイン酸が多い脂質は、オリーブオイルに似ており、単体ならサラダに、ペーストにして他の食材と組み合わせれば万能です。

油揚げもケトン比1・3で、手軽な食材です。これらのサイドメニューで、十分にケトン体を誘導することができます。

いりごま（ケトン比1・8）、**ねりごま**（ケトン比2・1）も和えもの、ソース、トッピングにと活躍します。

ナッツ類もおすすめです。特にケトン比4・4のクルミは和えものやサラダだけでなく、おやつにも最適です。

甘味料は、エリスリトールなどの糖アルコールだけでなく、還元麦芽糖をおすすめします。糖尿病の領域では、すでに古くから使われており、甘味度が8割で外来の患者さんの間では自然に近い甘みが好評です。

② 糖質との関係を見直そう

お米と糖質制限

健康な人の場合、極端な糖質コントロールや脂質の摂取ではなく、**バランスよくいろいろなものを食べることが重要**です。

食事のバランスという点でお米のご飯をぜひ、再評価してください。すでにお話ししたように日中は、糖質が必要な時間帯です。朝食には、ご飯とお味噌汁がおすすめです。

スイーツとの付き合い方

ケトン食を実践しているがん患者さんを見ていると、ケトン食をやめたあとは、以前のように甘いものが食べたくなる、ついお菓子に手を出してしまうという願望が減っていくようです。

甘いものをとるというのは、ある程度クセのようになっている部分もあります。

糖質に依存しなくなれば、自然に、**糖質依存の傾向が弱くなる**のです。

健康な人の場合でも、ついつい間食をしてしまうという人は、その衝動がなくなるまで少しの間だけでも、プチケトン食を試してみるのもよいかと思います。

果物との付き合い方

果物は健康によいと言われるので、日々、摂取を習慣にしている方も多いでしょう。

すでに第2章で説明していますが、確かに、適量であれば果物は体にいいのです。

その一方、「**果物は糖質である**」ことを忘れないでください。

繰り返しになりますが、果物は皮ごと、丸ごと分け合って食べることをおすすめします。

果物を食べてみずみずしく感じる理由は、その多くが水分だからです。丸ごと食べれば、食物繊維も摂取されて、1回にとる糖質量も減ります。

むしろ、大切なことは、果物は本来「頂きもの」で、みんなで分け合って食べるものということです。

夏休みに縁側で、スイカをみんなで食べた記憶。一昔前の日本人なら、誰もが持っている記憶ですが、果物は、本来、そんなふうに食べるものだと思います。

季節の変わり目である「土用」の時期に、季節のスイーツや甘いものを楽しむ

ただ、ケトン食を試している間でも、「どうしても、甘いものが食べたくなる」という人もいるでしょう。

「絶対に食べてはいけない」と自分を追い詰めないでください。そんな時におすすめの方法があります。

私はがんの患者さんにも、**季節の変わり目である「土用《どよう》」を機会に、季節のスイー**

ツや甘いものを楽しんでくださいとお伝えしています。

実は「土用」は春土用、夏土用、秋土用、冬土用とあり、1回の土用は18日間、年4回なので年間では72日間あります。

土用の時期は、季節が変動しやすく、体調を崩しがちです。

夏の「土用の丑《うし》の日」にウナギを食べるのは、夏の暑さで体が最も衰弱している時期だからです。そんな時は、無理せず食べたいものを食べてもいいと思います。

もちろん、土用ごとに1週間×4回だと1年のうち28日間、季節の甘いものが食べられます。

人間には、**メリハリが必要**です。

これを参考に、健康な人の場合は、「食べない日」「食べていい日」の楽しいルールをつくってみてください。

③ 健康長寿のための食生活のポイント

もっと和食を活用しよう

戦後、日本はずっと、世界でも有数の長寿国として知られています。

2022年4月に田中力子《かね》さん（119歳）がお亡くなりになるまでは、世界最高齢者は日本にいらっしゃったのです。

客観的に見れば世界でも平均寿命が長く、100歳を超えるような高齢者の多い日本は、まず間違いなく**「健康的な生活習慣を維持している国」**です。

そんな先祖代々の食生活や食習慣を活用していきましょう。

たとえば、ご飯に合うおかずが大事です。

すでに説明したように、京都府立医科大学大学院医学研究科の内藤裕二教授らの報告によれば、日本人の健康には酪酸産生菌が重要なのです。酪酸産生菌と短鎖脂肪酸の間には、相互作用があります。

酪酸産生菌は、体調を整える重要な栄養素、短鎖脂肪酸を産生するからです。短鎖脂肪酸は、腸内細菌叢を安定化させるだけでなく、消化管に働いてGLP－1というホルモンを誘導します。[*30]

そして、すい臓から糖を吸収させるインスリンを分泌させたり、PYYというホルモンを誘導して脳に働きかけ、食欲を低下させたりなど、体の様々な臓器に働きかけていきます。[*78]

適量のお米のご飯と、お漬物や納豆などの発酵食品、そしてわかめなどがこの酪酸産生菌を育ててくれるのです。

これは疫学研究からわかっていることです。和食メニューを活用しない手はありません。

やっぱり和食は、体にいい

すでにお話ししたように、国立がん研究センターによる多目的コホートの研究結果は、約9万人の日本人を対象に、食物繊維の重要性を示しています。[*28]

また、その他の研究では、ご飯、お味噌汁、海藻、お漬物、緑黄色野菜、魚介類、緑茶などの8項目を点数化して検討したところ、和食スコアの高いグループでは、全死亡リスクが14%も減少し、循環器系や心疾患で11%、がんでも低下傾向を示したのです。[*79]

興味深いのは、海藻、お漬物、緑黄色野菜、緑茶などが死亡率を下げる方向に働いていたことです。

つまり、ご飯と一緒に、ご飯に合うおかず、海苔やわかめなどの海藻類、様々なお漬物を食べている人は、食物繊維の摂取量が増えることで、死亡率が低下していくのです。

もう一つ、国立がん研究センターが行った多目的コホート研究の別の報告を見てみましょう。同研究では、食事を以下の三つに分類し、検討しました。

・野菜や大豆製品、キノコ類、海藻類、脂の多い魚、緑茶などが中心の「健康型」
・パン、果物ジュース、加工肉、乳製品などを中心に摂取する「欧米型」
・ご飯、お味噌汁、お漬物、魚介類などの「伝統型」

その結果、欧米型食事パターンでは、乳がんのリスクが32％も上昇していました。[*80]
前立腺がん[*81]や大腸がん[*82]でも、ほぼ同じような結果が認められました。

納豆は死亡率を低下させる

さて、国立がん研究センターが行った多目的コホートの研究には、もう一つ、興味深い結果があります。

同じ大豆製品でも、お豆腐は死亡率に影響はなく、女性ではお味噌汁と納豆が、男性では納豆が、総死亡率を低下させていました。[*83]

同じ大豆が原料なのに、結果が異なるのはなぜでしょうか？

お豆腐にすると食物繊維が減ってしまうこともありますが、どうやら、これは腸内細菌叢と関係があると考えられています。

日本人は代々、お漬物、お豆腐、納豆、醤油と、植物性由来の発酵食品をとっていますが、それら先祖から受け継いだ菌が、いつの間にか腸内を占めているほうが健康にいいのです。

すでに説明したように、腸内細菌叢は母親の体内から受け継がれ、3歳くらいでその腸内細菌叢の性質が決定します。

その腸内細菌叢の菌群が栄養素を分解し、私たちの体のエネルギーになります。腸内細菌叢が安定すれば、食事に含まれる食物繊維が素早く短鎖脂肪酸を生成し、エネルギー源として使われるのです。

つまり、ケトン体の誘導にとって理想的な腸内細菌叢があり、たとえば、味噌のこうじ菌、納豆の納豆菌などが、理想的な腸内細菌叢を維持してくれると考えられるのです。

④ 食事が楽しくなる工夫をしよう

「お腹が空いた！」とか「ご飯が美味しいな！」という心理状態で食事をとるのか、それとも「本当は食べちゃいけないのにな」とか「仕方ない、少しだけ食べておくか」などという心持ちで食事をするかでは、体で消化される栄養量が変わってきます。

これは筋肉の量にも、脂肪の量にも影響します。

なぜなら、すでに説明したように、脳内のドーパミンの発現や、消化管ペプチドのグレリン、ＧＬＰ－１などの発現に関与してくるからです。

すなわち、食事をとる際の気分や感情などが、ダイエットにも、アンチエイジングにも、その他の健康的な生活全般にも深くかかわっている、ということです。

「同居しながら1人で食事をしている女性」はフレイルになるリスクが2倍

フレイルの患者さんの報告で、興味深いデータがあります。

最近は、1人世帯の方が増えていて、その場合は、どうしても孤食になりがちです。

しかし、この「孤食」というのは、必ずしも1人暮らしで食事をしているからとは限りません。

家族と同じ屋根の下で一緒に住んでいるけれど、**食事の時間帯がみんなバラバラで、冷めたものを電子レンジでチンして食べている。そんな人もフレイルになりやすい**ということがデータに出ているのです。

実際、2018年に日本老年社会科学会が調べたデータでは、女性の場合は、「**同居しながら1人で食事をしている女性**」はフレイルになるリスクが1人世帯の女性の約2倍なのです。

男性では、家族と同居、独居の人ともに、「**孤食をしている人**」は、1.74倍フレイルになりやすいのです。[*84]

つまり、男性の場合は、「1人暮らしの人」と「同居しているけれど1人で食事をする人」のフレイルになる率はほぼ同数でした。理由はやはり、「**食事が楽しくないから**」でしょう。

食べたくて食べるのではなく、「とっとと食べちゃおう」という気持ちで食べるから、どうしても早食いになってしまう。それでは、味わうこともしなければ、「美味しい！」という感想を持つこともありません。

ただ淡々と食べているだけだから、グレリンなどの消化管ペプチドホルモンも分泌されず、食べたものがちゃんと筋肉に定着しないので、必然的にフレイルが進行してしまうのかもしれません。

食事が楽しくなると、ドーパミンの分泌量が増え、栄養素も効率よく消費される

でも、「1人暮らしをしていれば、食事の時間がどうしても、寂しいものになってしまうのではないか」と言う人はいるでしょう。

でも、それも考え方次第ではないでしょうか。

実際、先ほどの、日本老年社会科学会のデータでは、女性の独居の場合は、リスクは上昇しないのです。1人を受け止めて、食事を楽しめば、意味は変わってきます。


たとえば、都会で1人暮らしをしていたとしても、実家の両親から「あなたの好きなものを送っておいたわよ」と、お米や野菜を送ってもらったときだったら、どんな食事になるでしょうか。

「ありがたいなぁ」とか、「今度の連休こそ、顔を見せに帰ろう」などと、普段と違う気持ちで食事をすることになりますよね。

「故郷のものは、やっぱり美味しいな」とか、「これ、大好物なんだ。お母さん、ありがとう」とか、食べたあとの満たされる気持ちも大きく変わってくるでしょう。そうするとドーパミンの分泌量も増え、栄養素も効率よく消費されるようになるわけです。


こうした工夫は、様々に考えられます。

自分で食材を研究して料理を工夫してみたり、テイクアウトするにしろ、今まで利用しなかった新しいお店で買ってみたり、リモート飲み会のように、オンラインでつなぎながら、何人かの人と一緒に食事をしてみたり……。

要は、**食事を楽しいものにして、「美味しいな」とか「ご飯を食べる時間が待ち遠しいな」というモチベーションを取り戻せばいい**のです。それで「お腹が空く」という感覚が戻ってくれば、必然的に食習慣が改善されていきます。

そうするとドーパミンの分泌量も増え、栄養素も効率よく消費されるのです。

5 ケトン体を活性化するための「食生活チェックリスト」

「あなたは、普段どんな食生活をしていますか？」

この質問は、医療にとってとても重要なのは言うまでもありません。

しかし、実際にはどうでしょうか。あなたは病院に行って診察を受けるときに、そう質問されたことがあるでしょうか？

私が勤務する病院では、医師と管理栄養士さんとが協力して、患者さんに対して栄養指導や食事指導を行っています。

また研究も進んでいて、科学的に実際の食生活を調査する方法も検討されています。

私自身、一人一人の腸内細菌叢を調べる会社「サイキンソー」と共同研究をして、腸内細菌叢を含め、細かく個人の食生活データを検討しています。

こうした取り組みの結果、病院内で患者さん自身の腸内細菌叢と、その嗜好に合った食事を提案できるようになる日も、そう遠くはないかもしれません。

もちろん、日々の生活では、まだそこまではできませんが、ここまでのヒントを使って気軽に食生活を振り返る方法をご紹介します。

208ページの表2は、私が病院で患者さんに聞いている「食生活に対するチェックリスト」です。

ぜひ、活用してみてください。

表② 食生活に対するチェックリスト

①	ほぼ毎朝パンを食べている	（1.はい　0.いいえ）
②	ほぼ毎日ヨーグルトを食べている	（1.はい　0.いいえ）
③	ほぼ毎日果物を食べている	（1.はい　0.いいえ）
④	よくスムージーを飲んでいる	（1.はい　0.いいえ）
⑤	肉類は脂を気にして鶏のささみにしている	（1.はい　0.いいえ）
⑥	魚はほとんど食べない	（1.はい　0.いいえ）
⑦	1日でお米を食べないことがよくある	（1.はい　0.いいえ）
⑧	お味噌汁を飲まないことが多い	（1.はい　0.いいえ）
⑨	コンビニのお弁当をよく食べている	（1.はい　0.いいえ）
⑩	1人で食べることが多い	（1.はい　0.いいえ）

0〜2点	特に問題ありません
3〜5点	本書のアドバイスで改善できることがあれば実践してください
6点以上	すぐに食習慣を改善しましょう

6 寝る、食べる、サーカディアンリズムを整える

ケトン体は、副交感神経優位のときに、体内の脂肪酸とたんぱく質が材料となって肝臓でつくられます。

したがって**食生活とともに、副交感神経がちゃんと働くような日常生活を送ることが大切**です。

個人差や生活習慣もあると思いますが、日が暮れて、夜になれば自然に副交感神経系が働き出します。だいたい明け方の午前4〜5時頃に、交感神経が動き出す起床モードに切り替わっていきます。

夕食後、そのリズムに連動し、夜になると**ケトン体が生成され、ケトン体のサーカディアンリズムの制御、抗炎症効果**が働くのはすでに説明した通りです。

この機能がしっかり働けば、夜になったら眠くなり、朝になったら自然にスッキリと目が覚めるようになります。

そのためには、**深い睡眠が大切になってきます**。

すでに言われていることですが、寝る前に長時間のスマホの使用は、確実に自律神経の働きを乱します。就寝する2時間前には、スマホやパソコンを見ないようにしてください。そして、朝、起きたら必ずカーテンを開けて、陽の光を浴びてください。

すごく単純ですが、効果てきめんなのです。

食欲も同じです。

自律神経が正しく働いていれば、エネルギーが必要なときに人はお腹が空き、お腹がいっぱいになれば満足して、いい気持ちになります。

基本的に、決まった時間に食事をとるようにしましょう。

そして、夜は、食べすぎないこと。お腹が空いたという感覚を大切に、味わって食べることです。

サーカディアンリズムが整えば、正しくケトン体生成のメカニズムが働きます。

そのリズムの乱れの背後に、筋肉量の低下、内臓機能の悪化、腸内細菌叢の乱れなどがあることは、ここまで述べてきた通りです。

7 毎日の家事を運動に変える

余分な脂肪を消費して適切な体重管理をし、老化に作用する体内の炎症を抑える。そんな働きをしてくれる「ケトン体」を活性化させるためには、**適度な運動が効果的**です。

でも、高齢者の方の中には運動したくても、以前のようには体を動かせないという方もおられると思います。

肝臓で「脂肪酸」と「たんぱく質」を合成→「ケトン体」→細胞内のミトコンドリアによってエネルギーに変換していく。

この循環をつくり出すのに、特別なことをしなくても大丈夫です。

毎日の家事を運動に変えてしまえば、一石二鳥ですね。

そのポイントは、「**掃除**」です。

特に、私のおすすめは、**床や廊下をキレイに雑巾《ぞうきん》がけする**ことです。

私は趣味で古武道を長年習っているのですが、道場の床を雑巾がけするだけでも、足や腰、背中の筋肉などをかなり使い、とてもいい運動になることを実感しています。その他、

・玄関や庭の掃き掃除をする

・散らかった本を片付ける

・いらないものを整理する

これだけでも、ずいぶんなエネルギーを消費します。

しかも、達成感もあります。

また、**掃除というのは、メンタルケアの効果も立証されており、うつなどの治療にも推奨されています**。

実際、私の患者さんでも、掃除をすることがずいぶんと心を安定させるきっかけになったケースがありました。

洗濯、買い物、ゴミ出し、階段の上り下り、犬の散歩……。

日々に必要な家事（労働）をするだけでも、適度な運動量は確保できるはずです。

ウォーキングをするよりも先に、掃除をすれば、家も心もすっきりします。

8 舞踊、ダンスは無理のない運動

運動の際に、一番注意してほしいことは、階段の上り下りです。「運動不足だ」と言って、一番に始められることが多いのですが、残念ながら、膝を痛める方が圧倒的に多いのです。

その結果、適度な運動のつもりが腰を痛めたり、膝を痛めたりして、もう運動はできないとあきらめてしまうことがあります。

実は、体の鍛錬のヒントは日本の伝統芸能にあります。織田信長が最期に舞ったという『敦盛《あつもり》』です。

「人間五十年、化天《げてん》のうちを比ぶれば、夢幻の如くなり」

という幸若舞《こうわかまい》のゆっくりした動きが、強くしなやかで健康的な肉体を維持するための美しい動作を要求します。

能の仕舞、琉球舞踊など、理想的な運動です。

武術の型の稽古などもよいでしょう。

フラダンスのように、あまり激しく体を動かさないけれどもリズミカルなダンスもおすすめです。

これらの動きはいわゆる体幹を鍛えながら、適度にカロリーを消費します。お稽古として始められる環境があれば、ぜひトライされることをおすすめします。

9 長生きしたければ、筋肉を鍛えよう！ 筋肉を鍛える効果的な方法

効果的なおすすめの二つの方法

そうは言っても、なかなかお稽古に行ったり、ジョギングやジム通いをするのは、難しいと思います。そんな患者さんたちのために、私が考案した年齢にかかわりなく筋肉を鍛える方法があります。**すでに、たくさんの外来患者さんに指導して効果がみられている運動**です。

下半身には全身の中で大きな筋肉が集まっています。中でも〝ふくらはぎ〟は、腓《ひ》腹筋《ふくきん》とヒラメ筋からなります。ヒラメ筋は、いわゆるサルコペニアになりやすい筋肉と言われています。この**ヒラメ筋を効率的に鍛えることが、若さの秘訣**になります。

一般的に静脈には動脈と違って、血管に平滑筋《へいかつきん》がありません。そのため、足の筋肉が

下半身にたまった血液を押し戻します。

腓腹筋とヒラメ筋は、静脈やリンパ管に溜まった老廃物を含む血液やリンパ液を重力に逆らって心臓に運ぶ役割を果たしてくれます。これを**筋肉ポンプ**と呼んでいます。

逆に、筋肉ポンプが働かないと、足は浮腫《むく》んで、体が疲れやすくなります。

そこで、筋肉ポンプを維持するのに効果的な以下の二つの運動をご紹介します。

・改良つま先立ち運動（ふくらはぎの筋肉を鍛える）
・はさみ込み運動（下半身の内転筋群を鍛える）

レベル1 改良つま先立ち運動……ふくらはぎの筋肉を鍛える運動

①壁と向かい合い、片手で軽く壁に触れます（図10－1）
②丹田に力を入れて、肛門を締めます
③天井から頭の中心に糸がつながっているイメージで、真上に真っすぐ体を引き上げ

図⑩ 改良つま先立ち運動

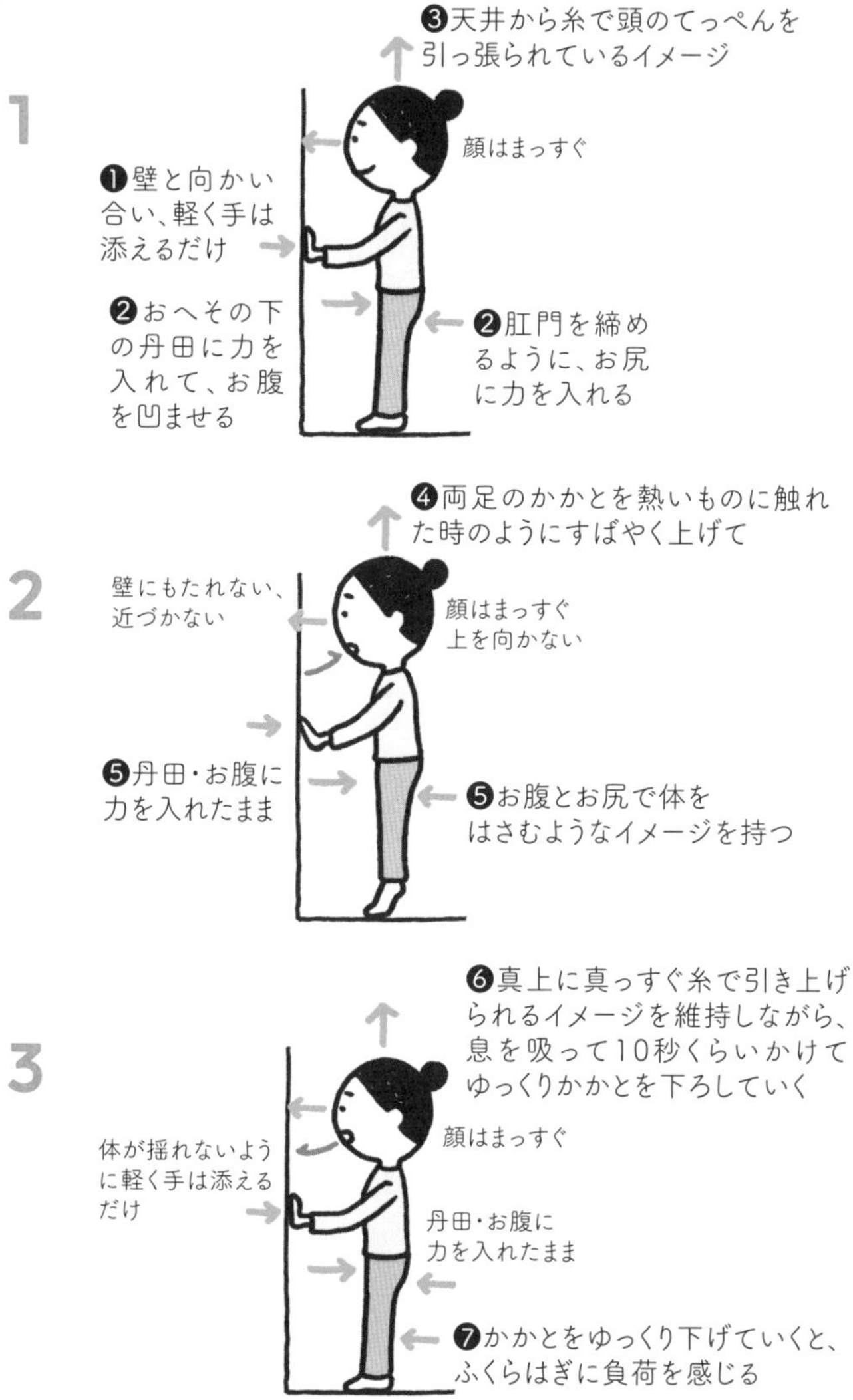
1
❸天井から糸で頭のてっぺんを引っ張られているイメージ
顔はまっすぐ
❶壁と向かい合い、軽く手は添えるだけ
❷おへその下の丹田に力を入れて、お腹を凹ませる
❷肛門を締めるように、お尻に力を入れる
2
❹両足のかかとを熱いものに触れた時のようにすばやく上げて
壁にもたれない、近づかない
顔はまっすぐ上を向かない
❺丹田・お腹に力を入れたまま
❺お腹とお尻で体をはさむようなイメージを持つ
3
❻真上に真っすぐ糸で引き上げられるイメージを維持しながら、息を吸って10秒くらいかけてゆっくりかかとを下ろしていく
顔はまっすぐ
体が揺れないように軽く手は添えるだけ
丹田・お腹に力を入れたまま
❼かかとをゆっくり下げていくと、ふくらはぎに負荷を感じる

ます。

④床に触れた両足のかかとを、熱いものに触れた時のようにすばやく上げます（図10－2）

⑤お腹とお尻で体をはさむようなイメージを持つと真っすぐ上がっていきます

⑥膝を伸ばしたまま、できるだけゆっくり1回あたり10秒くらいかけて、かかとを下ろしていきます（図10－3）

⑦ゆっくり下げていくと、必ずふくらはぎに負荷を感じるはずです

⑧10回を1セット、できれば1日2セットしてください

この改良つま先立ち運動は、高齢者の方だけでなく、日頃、運動不足の方にとっても、ヒラメ筋の筋肉と、背中の脊柱起立筋群《せきちゅうきりつきんぐん》を鍛えるのにぴったりです。

ヒラメ筋と背中の脊柱起立筋群が弱ると転びやすくなってしまいます。

若い方たちはもし可能なら、足を地面につける寸前のところで1分くらい止めたり、あるいは回数を増やしてもいいでしょう。

レベル2　はさみ込み体操……下半身の内転筋群を鍛える運動

①椅子に浅く腰かけて脚を腰の幅だけ開く。丹田に力を入れて、肛門を締める。（図11－1）
②両手を軽く腰の位置あたりに横へ広げる（図11－2）
③手と脚の内側をしぼり込んで、目の前の見えない棒を挟み込むように立ち上がる（図11－3）
④続いて軽く腰かけて、以上を10回。できれば1日に2セットやるとグッド！

いわゆる鍼灸《しんきゅう》の世界でいうツボ・経絡《けいらく》においては、脚の内側はとても大切な場所になります。その内側を引き締めるように立ち上がっていきますので、結果的に下半身を満遍なくトレーニングでき、体が引き締まり、高齢の方が歩けなくなることを予防する効果もあります。若い方でも、数回やるだけで体が熱くなります。

10回が難しい方はできる範囲で、毎日少しずつ続けてください。

図⑪ はさみ込み体操

1

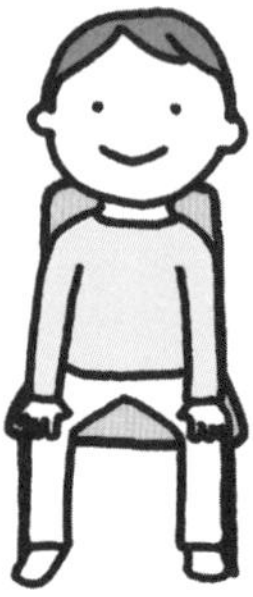

深く腰かけずに浅めに座るようにする。丹田に力を入れて、肛門を締める。

2

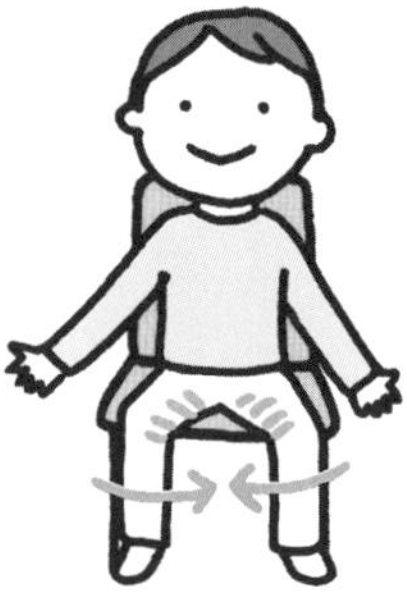

両腕を腰のあたりで軽く広げる

3

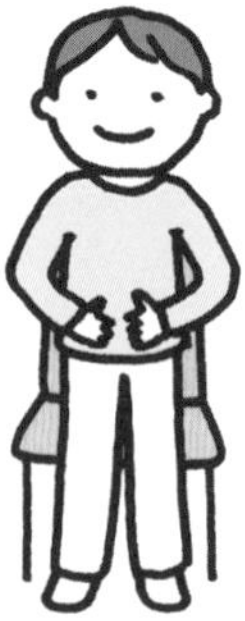

太ももの内側をしぼり込んで、膝を合わせるように、両手を合わせるようにして目の前にある棒をはさみ込むように立ち上がる。そして、ふたたび浅く腰を下ろして座る

⑩ 楽しく、わくわくすることをやる

楽しく食事をしよう

仲間と楽しく食事をすることを大切にする。

食事は単なるエネルギー補給ではありません。空腹を感じさせるグレリンなどの消化管ペプチドホルモン、美味しい時に脳内で放出されるドーパミン、それらは栄養素以上に心と体を元気にしてくれます。

京都大学の霊長類研究所出身の人類学者、山極壽一先生が著書に書かれていますが、ゴリラやボノボなどの霊長類は、群れでご飯を食べ、美味しいとみなで「歌う」のだそうです。

想像するだけでも楽しそうです。

かつての沖縄の集落や、イタリアのサルディーニャ島など、「ブルーゾーン」と呼ばれる長寿地域でも「みんなで食事をする習慣」があることが指摘されています。

そして何より、食事は人生の大切な思い出とつながっています。

渥美清さんが演じていた「寅さん」の映画シリーズにも、家族団欒《だんらん》の食事のシーンで始まる寅さんの「ひとり語り」があります。

その口上の巧みさや面白さから、当時のスタッフの間では「寅のアリア」と呼ばれていたそうです。

振り返ってみてください。夏休みに田舎の縁側で食べたスイカの味、寒い日のお味噌汁……。これらはエピソード記憶となって、人生で困難なことがあったときに、私たちを励ましてくれます。

わくわく運動して、わくわく生きる

ケトン体の働きを維持するには、**きちんと食べ、きちんと体を動かすこと**です。

そうすれば**筋肉と適度な脂肪も維持され、ケトン体もより産生されやすくなります**。

引きこもってしまえば、食べない、動かない。コロナ禍の中、すっかり引きこもってしまったという方も多いのではないでしょうか。

コロナ禍の中、サッカーの名門、ドイツのバイエルン・ミュンヘンの選手たちの日々を追ったドキュメンタリー番組が放映されたことがありました。

印象的だったのは、コロナ禍で試合がなくてもプロとして練習を継続している姿であり、しかもチームメンバーたちが1人で練習をするのではなく、Zoomなどでメンバーをつなげながら、みなでワイワイと一緒にトレーニングをしていたことでした。

プロレベルのすごい人だからこそ効果を上げるため、1人でやるのではなく「みなでやる」ということを選んでいるのです。プロに学びましょう。

ダンスでも、テニスでもゴルフでもいいから、思い切って、地域のサークルやクラブに入り、仲間と出会いましょう。

みなでワイワイ運動を続けられることが、自分自身の中での高揚感を高めていきます。

ワイワイ、わくわくは運動だけではありません。

ボランティア活動でもいいし、地元のコミュニティ活動でもいい。みんなで考え、活動する。そんな頭を使った「頭脳労働」でもまた、グルコースという糖質とともにケトン体も消費され、たいへんな運動量となります。

- 新しい趣味にチャレンジする
- 執筆や芸術活動を始める
- 大学などで若い人に交じって勉強を再開する

私のまわりでも、そうした高齢者の方は少なくありません。

社会的な活動をしながら、楽しく頭を使う。

引退後の生き方、そしてケトン体を誘導していくためにも、それが理想的な環境です。

⑪前向きで元気に生活するための「体と心のチェックリスト」

健康な方も、また治療中の方も、明るく前向きに挑む心があれば、うまくいく可能性が高くなります。

未来の可能性を見出そうとするとき、体はいちばん自己修復機能を発揮するのです。そこで最後に、私の研究室で開発した、診療に使える二つの健康チェックリストをご紹介します。

一つは、何度か話題に出たフレイルを診断するチェックリストです。

700名を超える高齢者のデータをもとに作成しました。4点以上なら感度80%以上でプレフレイル（前フレイル状態）の可能性があります[*85]（表3）。

フレイルの疑いのある方は、ぜひおすすめの運動や食事を試してください。

表③ フレイルのチェックリスト

問① 夜間頻尿　一晩に何回トイレに行きますか？

なし	→	0点
1回	→	1点
2回以上	→	2点

問② 腰痛　腰痛がありますか？

なし	→	0点
ときどき	→	1点
いつも	→	2点

問③ 下肢の冷え　下肢の冷えを感じますか？

なし	→	0点
ときどき	→	1点
いつも	→	2点

問④ 体のだるさ　体のだるさを感じますか？

なし	→	0点
ときどき	→	2点
いつも	→	4点

問⑤ 年齢　おいくつですか？

75歳未満	→	0点
75歳以上	→	1点

合計4点以上の方は、プレフレイルと考えられます。

本書で紹介した運動や食事を実践してください。

もう一つ228ページの表4は、子育て世代のお母さんたちの身体症状をもとに、うつ状態を予測するチェックリストです。

このデータは京都大学との共同研究で、約1200名弱のお母さんたちをもとにデータを集めました。

子育て世代のお母さんで月経が再開していれば、合計点数から3点引いてください。10点以上の方は、うつの可能性があります[*86]（表4）。必要があれば、医師に相談してください。

自分の体の状態や気持ちを確かめる一つの目安に、ぜひ役立ててください。

表 ④ メンタルのチェックリスト

問①	疲れやすいですか	（2.はい　1.ときどき　0.いいえ）
問②	食後に眠たくなりますか	（2.はい　1.ときどき　0.いいえ）
問③	手足のだるさがありますか	（2.はい　1.ときどき　0.いいえ）
問④	喉がつかえる感じがありますか	（2.はい　1.ときどき　0.いいえ）
問⑤	残尿感がありますか	（2.はい　1.ときどき　0.いいえ）
問⑥	お腹がはる感じがありますか	（2.はい　1.ときどき　0.いいえ）
問⑦	冷えを感じますか	（2.はい　1.ときどき　0.いいえ）
問⑧	髪の毛がぬけやすいですか	（2.はい　1.ときどき　0.いいえ）
問⑨	肌が乾燥していますか	（2.はい　1.ときどき　0.いいえ）
問⑩	陰部に違和感はありますか	（2.はい　1.ときどき　0.いいえ）
問⑪	目の下にクマができますか	（2.はい　1.ときどき　0.いいえ）
問⑫	シミができやすいですか	（2.はい　1.ときどき　0.いいえ）
問⑬	肌が荒れやすいですか	（2.はい　1.ときどき　0.いいえ）
問⑭	痔がありますか	（2.はい　1.ときどき　0.いいえ）
問⑮	頭痛がありますか	（2.はい　1.ときどき　0.いいえ）
問⑯	めまい、立ちくらみがありますか	（2.はい　1.ときどき　0.いいえ）
問⑰	むくみますか	（2.はい　1.ときどき　0.いいえ）

子育て世代のお母さんで、月経が再開していれば合計点数から3点引いてください。10点以上なら、軽症うつの可能性があります。

おわりに

がんケトン食療法を始めたきっかけ

ここまで読まれたみなさんは、私がこれほどまでに食事や運動という、医学の世界では従来、必ずしも中心ではなかったものに興味を持っていることに驚かれたかもしれません。もちろん、私は内科医ですから薬による治療を大切にしています。

しかし、薬の効果を最大限に導くケトン食療法に出会っていなければ、ここまで興味を持つことはなかったかもしれません。

そこで、私がなぜ、ケトン食の研究を始めたのかを最後にお話ししたいと思います。

私は、様々な内科分野を経験した後、最終的にはリウマチ専門医として、たくさんの免疫難病の患者さんを診ていました。

その頃に漢方と出会い、２０１１年大阪大学大学院医学系研究科漢方医学寄附講座に准教授として着任しました。すると、漢方の性質上、がんの患者さんの相談が急に増えたのです。

　がんについては、個人的な思い入れもあり、なんとか患者さんの力になってあげたいと思いました。抗がん剤の治療中の吐き気や下痢などの症状は、緩和することができるのですが、もっと生きたいという切実な願いには、とても対応できるような状況ではありませんでした。なぜなら、手術や化学療法、放射線治療を受けても、がんが再発し進行している状況では、とても漢方だけでなんとかなるとは医学的に考えられなかったからです。

　その頃、海外において、「糖質と発がんの関係」が注目され、報告されていることを知りました。長年担当していた関節リウマチの患者さんがたまたま、乳がんを発病してしまったのがこの頃です。２０１１年のことでした。当時、まだ50代で年齢的に若い患者さんでしたが、残念ながら転移も見られました。

　長らく外来に来られていた患者さんでしたので、私もショックでした。「糖質と発がんの関係」から糖質制限の効果が報告されていたこともあり、このままでは厳しい状況でしたので、私の病院でも糖質制限食に取り組むことになりました。

しかし、私も精いっぱい協力したのですが、残念ながら、一向にがんはよくなりません。

その後、緩和治療のほうに転院されることになり、力になれず申し訳ない気持ちでいっぱいでした。他に手段はないのだろうか。

悩みながらいろいろ情報を集めていたところ、海外におけるがん患者に対するケトン食の報告を知ったのです。

私は「もしかしたらいけるのではないか」と思い、真剣にこの研究を始めました。

ただし、当初は今ほどの確信はありませんでした。効いてくれたらいいなというのが本当のところでした。

大人のがん患者さん向けのがんケトン食療法を開発

そして、ケトン食について調べていくと興味深い事実がいろいろとわかりました。

大阪大学医学部附属病院の小児科において、難治性てんかん（Glut－1欠損症）患者に対して、20年以上ケトン食の指導を行って、ケトン食の有効性と安全性が

確認されていたことがわかりました。

そこで、がん患者さんに適したケトン食の方法がないかを、**大阪大学大学院連合小児発達学研究科の下野九理子先生に相談しました。**

また、大阪大学の医学部附属病院の栄養管理室の先生方とも約半年間、議論を重ねました。

ケトン食についての知識が全くない門外漢の私にとって、その過程での議論や宿題をこなすのは、なかなかメンタル的にも厳しいものがありましたが、今考えると、よくぞお付き合いしていただけたなと、心から感謝しています。

「ケトン比はどう設定するのですか？」

「ケトン比??」と聞いて戸惑っている私に、矢継ぎ早に、

「子供と違って、大人は糖質10gなんてとても耐えられないですよ」

「ケトン食は効かないのかもしれないのに、いつまで患者さんにケトン食をさせるつもりですか？」

など、今となれば的確で、とても妥当な宿題が多数出されました。

その宿題にこたえるという形で、本文の中で解説した独自のがんケトン食療法の方法論がつくり出されたのです。

医食同源は本当だった

そして2012年に、大阪大学のゲノム審査委員会の承認を得て、日本の大学病院として初めて、がんケトン食療法の臨床研究を始めたのです。

ケトン食研究の旅は、早いもので10年が過ぎようとしています。この間に、多くの患者さんの喜ぶ顔、悲しむ顔を拝見し、様々な出会いがありました。お一人お一人の顔が浮かんできます。

内科医にとって、がんの診療は苦しいものになりがちです。進行がんの患者さんの力になれない無力感を、何度も何度も味わってきました。がんケトン食療法は、そんな状況を打開してくれるかもしれない新たな食事療法です。

ケトン食の研究を柱に進めたことで、いわゆる食事療法の可能性を感じることができました。医食同源という表現がありながら正直なところ、医師として少し甘く見ていた気がします。

そういった中で、ケトン食研究から、様々なデータが積み上げられたことで、私自身の中で、気にも留めていなかった食事の小さなこと、朝に和食を食べていないないなど、いわゆる健康常識をたくさん見直していくことができました。

本書で書いたことは、様々な患者さんの診療にもとづいた気づきを集めたものです。内科医として、改めて診療の深みを感じられるようになったと思います。多くの患者さんに心から感謝を申し上げたいと思っています。


また、本書は、多くの関係者の方々のご協力で出来上がりました。何度も何度もやり直すことになり、ダイヤモンド社の関係者のみなさま、プロデューサーの方々、みなさまに心から感謝申し上げたいと思います。

そして、この本を手に取ってくださった読者の方々に、本書の情報が少しでも役立ったのなら、著者としてこれ以上の喜びはありません。

著者

引用文献・脚注

第1章　糖質制限が必要な人、必要ない人のちがい

＊1　糖質の種類について

糖質も正確には、いわゆる血糖値といわれるブドウ糖や果物由来の果糖の単糖類、ブドウ糖（グルコース）と果糖、その二つが結びついた砂糖の主成分であるショ糖、ブドウ糖が二つついた麦芽糖などの二糖類、デンプン、グリコーゲンなど単糖類が多数、グリコシド結合によってつながったものが多糖類になります。よくある糖質ゼロといわれている甘味料は、栄養になりにくい糖類を指しています。エリスリトールや還元麦芽糖がそれに当たります。でも、間違えてはいけないのは、栄養になりにくいですが、ある程度カロリーもあります。

＊2　厚生労働省「日本人の栄養と健康の変遷」　２０２１年12月7～8日に日本政府の主催により、東京栄養サミット２０２１が開催されました。その際の関連資料として、厚生労働省から発表された資料になります。https://www.mhlw.go.jp/nutrition_policy/global/pdfs/changes_in_nutrition_and_health_jp.pdf

＊3　糖尿病には、Ⅰ型とⅡ型の2種類があります。インスリンは、Ⅰ型糖尿病といわれるインスリンが分泌されなくなる糖尿病の治療に欠かせないものです。また糖尿病の8～9割を占めるⅡ型糖尿病でもインスリンは使用されてきました。Ⅱ型糖尿病とは、肥満や食事の不摂生などにより、インスリンの効きが悪くなる生活習慣病です。

Ⅱ型糖尿病でも、インスリンを使って血糖値をしっかり下げれば（強化インスリン療法といいます）、長期データの改善が期待されましたが、海外で1万人を超える規模で行われた臨床研究では、インスリン治療に関しては、長期的には期待されたほどの良好な結果は出なかったのです（ACCORD 試験：Miller ME, et al.: Effects of intensive glucose lowering in type 2 diabetes. N Engl J Med 2008; 358: 2545-2559, DOI.: 10.1056/NEJMoa0802743、ADVANCE 試験：MacMahon S. et al. Intensive blood glucose control and vascular outcomes in patients with type 2 diabetes. N Engl J Med. 2008 ;358（24）:2560-72. DOI: 10.1056/NEJMoa0802987.）。

強化インスリン療法では、数年後に心血管系の病気になる数の違いで現れるレガシーエフェクト（遺産効果）が期待されていたのですが、15年の観察の結果、その効果は否定されたのです（Reaven PD, et al.Intensive Glucose Control in Patients with Type 2 Diabetes - 15-Year Follow-up.N Engl J Med. 2019 ;380（23）:2215-2224. DOI: 10.1056/NEJMoa1806802.）。

＊4　ＳＧＬＴ２阻害薬は、インスリン治療で期待された糖尿病患者の長期データの改善を、あっさり達成しています。ＳＧＬＴ２阻害薬は、心血管疾患による死亡、心血管イベント、および全死亡の発症率を低下させました（Zinman B, et al. Empagliflozin, Cardiovascular Outcomes, and Mortality in Type 2 Diabetes. N Engl J Med. 2015;373（22）:2117-28. 10.1056/NEJMoa1504720）。

さらに、糖尿病による腎障害も抑制することが明らかになりました（Wanner C, et al. Empagliflozin and Progression of Kidney Disease in Type 2 Diabetes. N Engl J 2016’ Neal B　et al. Canagliflozin and Cardiovascular and Renal Events in Type 2 Diabetes. N Engl J Med. 2017;377（7）:644-657. DOI: 10.1056/NEJMoa1611925）。

日本においても、東京大学・佐賀大学のチームからも、国内で新規にＳＧＬＴ２阻害薬が処方された約１万２０００件の糖尿病症例を解析

したところ、腎機能が維持されていることが示されています（Suzuki Y, et al. Kidney outcomes in patients with diabetes mellitus did not differ between individual sodium-glucose cotransporter-2 inhibitors. Kidney Int. 2022;102（5）:1147-1153. DOI: 10.1016/j.kint.2022.05.031.）。

ＳＧＬＴ２阻害薬が１日に排出する糖質の量は、80ｇ程度といわれ、カロリーに換算すると、３２０キロカロリー程度でしかありません。そのメカニズムとして明らかになったことは、ＳＧＬＴ２阻害薬は、血糖値の正常化に合わせて、夜間のケトン体の誘導を正常化していたのです（Samukawa Y, et al. Impact of Reduced Renal Function on the Glucose-Lowering Effects of Luseogliflozin, a Selective SGLT2 Inhibitor, Assessed by Continuous Glucose Monitoring in Japanese Patients with Type 2 Diabetes Mellitus. Adv Ther 2016 ;33(3):460-79. DOI: 10.1007/s12325-016-0291-z）。

さらに、滋賀医科大学のチームによって、ＳＧＬＴ２阻害薬によるケトン体の誘導で、腎機能が維持されることが明らかにされたのです（Tomita I , et al. SGLT2 Inhibition Mediates Protection from Diabetic Kidney Disease by Promoting Ketone Body-Induced mTORC1 Inhibition. Cell Metab. 2020 Sep 1;32（3）:404-419.e6. DOI: 10.1016/j.cmet.2020.06.020.）。

つまり、糖尿病におけるＳＧＬＴ２阻害薬は、血糖値を正常化させ、夜間でのケトン体の機能を回復させることで、良好な臨床結果を示していると考えられているのです。

＊5 Childs GV, et al. The Importance of Leptin to Reproduction.Endocrinology. 2021;162（2）:bqaa204. DOI: 10.1210/endocr/bqaa204.

＊6 北村忠弘。「グルカゴン研究における最近の進歩」日本内科学会雑誌　108：2177～2185，2019。 J-Stage https://www.jstage.jst.go.jp/article/naika/108/10/108_2177/_article/-char/ja/

＊7 Perissiou　M et al. Effect of an 8 Week Prescribed Exercise and Low-Carbohydrate Diet on Cardiorespiratory Fitness, Body Composition and Cardiometabolic Risk Factors in Obese Individuals: A Randomised Controlled Trial. Nutrients. 2020;12（2）:482. DOI: 10.3390/nu12020482.

＊8 健康長寿ネットは健康長寿社会の発展を目的につくられた公益財団法人長寿科学振興財団が運営しているウェブサイトなので、参考になる情報が掲載されています。 https://www.tyojyu.or.jp/net/byouki/frailty/sarcopenia-about.html

＊9 松永倫子他。産後女性の身体機能とレジリエンスに関する予備的検討　第32回日本発達心理学会。２０２１年３月　ウェブ開催。

＊10 厚生労働省　e-ヘルスネット
https://www.e-healthnet.mhlw.go.jp/information/exercise/s-02-004.html

＊11 Hagihara K, et al. Promising Effect of a New Ketogenic Diet Regimen in Patients with Advanced Cancer.Nutrients. 2020;12（5）:1473. DOI: 10.3390/nu12051473.
２０１２年から開始した大阪大学で行ってきたがんケトン食療法の臨床結果をまとめた記念すべき論文になります。

＊12 Goodpaster BH, et al.　The loss of skeletal muscle strength, mass, and quality in older adults: the health, aging and body composition study. J Gerontol A Biol Sci Med Sci. 2006 ;61（10）:1059-64. DOI: 10.1093/gerona/61.10.1059

＊13 Kishimoto H, et al.Midlife and late-life handgrip strength and risk of cause-specific death in a general Japanese population: the Hisayama Study. J Epidemiol Community Health. 2014 ;68（7）:663-8.

＊14 Hammad A, et al. Impact of sarcopenic overweight on the outcomes after living donor liver transplantation. Hepatobiliary Surg Nutr. 2017;6（6）:367-378. DOI: 10.21037/hbsn.2017.02.02

＊15 Pavasini R, et al. Grip strength predicts cardiac adverse events in patients with cardiac disorders: an individual patient pooled meta-analysis. Heart. 2019 Jun;105（11）:834-841. DOI: 10.1136/heartjnl-2018-313816.

＊16 Kishida Y, et al. Go-sha-jinki-Gan（GJG）, a traditional Japanese herbal medicine, protects against sarcopenia in senescence-accelerated mice. hytomedicine. 2015;22（1）:16-22. DOI: 10.1016/j.phymed.2014.11.005.

＊17 Nakanishi M, et al. Go-sha-jinki-Gan（GJG）ameliorates allodynia in chronic constriction injury-model mice via suppression of TNF-α expression in the spinal cord. Mol Pain. 2016 ;12:1744806916656382. DOI: 10.1177/1744806916656382

＊18 Jiang S, et al. Go-sha-jinki-Gan Alleviates Inflammation in Neurological Disorders via p38-TNF Signaling in the Central Nervous System. Neurotherapeutics. 2021;18（1）:460-473. DOI: 10.1007/s13311-020-00948-w

＊19 Hagihara K, et al. Gosha-jinki-Gan（GJG）shows anti-aging effects through suppression of TNF-α production by Chikusetsusaponin V. Gene. 2022 ;815:146178. DOI: 10.1016/j.gene.2021.146178.

＊20 Yanagi S, et al. The Homeostatic Force of Ghrelin. Cell Metab. 2018 Apr 3;27（4）:786-804. DOI: 10.1016/j.cmet.2018.02.008.

＊21 Drucker DJ. Mechanisms of Action and Therapeutic Application of Glucagon-like Peptide-1. Cell Metab. 2018 ;27（4）:740-756. doi: 10.1016/j.cmet.2018.03.001.

第2章　食事から健康常識を考え直す

＊22 『日本大百科全書（ニッポニカ）』小学館「食事」

＊23 『寿命図鑑 生き物から宇宙まで万物の寿命をあつめた図鑑』いろは出版 ２０１６

＊24 Lowe DA, et al. Effects of Time-Restricted Eating on Weight Loss and Other Metabolic Parameters in Women and Men With Overweight and Obesity: The TREAT Randomized Clinical Trial. JAMA Intern Med. 2020;180（11）:1491-1499. DOI: 10.1001/

jamainternmed.2020.4153.

＊25 Takeda H, et al. Rikkunshito, an herbal medicine, suppresses cisplatin-induced anorexia in rats via 5-HT2 receptor antagonism. Gastroenterology. 2008 ;134（7）:2004-13. DOI: 10.1053/j.gastro.2008.02.078.

＊26 Nanri A, et al. Rice intake and type 2 diabetes in Japanese men and women: the Japan Public Health Center-based Prospective Study. Am J Clin Nutr. 2010 Dec;92（6）:1468-77. DOI: 10.3945/ajcn.2010.29512.

＊27 Sanchez TR, et al. Association between rice consumption and risk of cancer incidence in the California Teachers Study. Cancer Causes Control. 2020 Dec;31（12）:1129-1140. DOI: 10.1007/s10552-020-01350-9.

＊28 Katagiri R, et al. Dietary fiber intake and total and cause-specific mortality: the Japan Public Health Center-based prospective study. Am J Clin Nutr. 2020;111（5）:1027-1035. DOI: 10.1093/ajcn/nqaa002.

＊29 厚生労働省　e-ヘルスネット
https://www.e-healthnet.mhlw.go.jp/information/food/e-05-001.html

＊30 Kimura I, et al. Free Fatty Acid Receptors in Health and Disease. Physiol Rev. 2020 Jan 1;100（1）:171-210. doi: 10.1152/physrev.00041.2018.

＊31 Naito Y, et al.Gut microbiota differences in elderly subjects between rural city Kyotango and urban city Kyoto: an age-gender-matched study. J Clin Biochem Nutr. 2019 ;65（2）:125-131. DOI: 10.3164/jcbn.19-26.

＊32 https://mykinso.com/kids

＊33 エルウィン・ベルツ『ベルツの日記（上）』岩波文庫　１９７９

＊34 東京農業大学「食と農」の博物館　２００６　No.15 日本の食文化「植物性乳酸菌」を科学する-五感で学ぶ-まるごと「植物性乳酸菌」
https://www.nodai.ac.jp/application/files/4814/8601/2720/15.pdf

＊35 Hehemann JH, et al. Transfer of carbohydrate-active enzymes from marine bacteria to Japanese gut microbiota. Nature. 2010 ;464（7290）:908-12. DOI: 10.1038/nature08937.

＊36 Satoh T. Ketobiotics by Poly-3-Hydroxybutyrate: A Novel Prebiotic Activation of Butyrate-Producing Bacteria through 3-Hydroxybutyrate Donation to the Microbiota. J Biotechnol Biomed 2022 DOI:10.26502/jbb.2642-91280056.

＊37 Sahashi Y, et al. Inverse Association between Fruit and Vegetable Intake and All-Cause Mortality: Japan Public Health Center-Based Prospective Study. J Nutr. 2022 ;152（10）:2245-2254. doi: 10.1093/jn/nxac136.

＊38 厚生労働省　e-ヘルスネット
https://www.e-healthnet.mhlw.go.jp/information/food/e-el-003.html

＊39 Inoue M, et al. Diabetes mellitus and the risk of cancer: results from a large-scale population-based cohort study in Japan. Arch Intern Med. 2006;166（17）:1871-7. DOI: 10.1001/archinte.166.17.1871.

＊40 Atsushi Goto, et al.High hemoglobin A1c levels within the non-diabetic range are associated with the risk of all cancers. Int J Cancer. 2016;138（7）:1741-53. DOI: 10.1002/ijc.29917.

＊41 Hidaka　A, et al. Plasma C-peptide and glycated albumin and subsequent risk of cancer: From a large prospective case-cohort study in Japan. Int J Cancer. 2019;144（4）:718-729. DOI: 10.1002/ijc.31847.

＊42 Tsugane S, et al.Under- and overweight impact on mortality among middle-aged Japanese men and women: a 10-y follow-up of JPHC study cohort I. Int J Obes Relat Metab Disord. 2002 ;26（4）:529-37. DOI: 10.1038/sj.ijo.0801961.

＊43 Inoue M, et al. Impact of body mass index on the risk of total cancer incidence and mortality among middle-aged Japanese: data from a large-scale population-based cohort study--the JPHC study. Cancer Causes Control. 2004 ;15（7）:671-80. DOI: 10.1023/B:CACO.0000036177.77953.47.

＊44 Faget DV,et al.Unmasking senescence: context-dependent effects of SASP in cancer.
Nat Rev Cancer. 2019 ;19（8）:439-453. DOI: 10.1038/s41568-019-0156-2.

＊45 Suzuki S, et al.Association between C-reactive protein and risk of overall and 18 site-specific cancers in a Japanese case-cohort. Br J Cancer. 2022;126（10）:1481-1489. DOI: 10.1038/s41416-022-01715-8.

＊46 Johmura Y, et al.Senolysis by glutaminolysis inhibition ameliorates various age-associated disorders.Science. 2021 ;371(6526):265-270. DOI: 10.1126/science.abb5916.

＊47 Wang TW, et al.Blocking PD-L1-PD-1 improves senescence surveillance and ageing phenotypes.Nature. 2022 ;611（7935）:358-364. DOI: 10.1038/s41586-022-05388-4.

＊48 Inoue M,et al.Impact of metabolic factors on subsequent cancer risk: results from a large-scale population-based cohort study in Japan. Eur J Cancer Prev. 2009;18（3）:240-7. DOI: 10.1097/CEJ.0b013e3283240460.

＊49 『ナショナルジオグラフィック』２００５年11月号　“The Secrets of Living Longer”（長寿の極意）

＊50 厚生労働省　平成27年　都道府県別生命表の概況　都道府県別にみた平均寿命の推移

https://www.mhlw.go.jp/toukei/saikin/hw/life/tdfk15/dl/tdfk15-03.pdf

＊51 厚生労働省　主な死因、性、都道府県別粗死亡率（人口10万対）・順位　平成27年　https://www.mhlw.go.jp/toukei/saikin/hw/jinkou/other/15sibou/dl/11.pdf

第3章　老けない体、健康長寿のカギ、ケトン体とは何か？

＊52 Friborg JT et al.Cancer patterns in Inuit populations. Lancet Oncol. 2008;9（9）:892-900. DOI: 10.1016/S1470-2045（08）70231-6.

＊53 吉永治美他。ケトン食療法の有効性と課題『脳と発達』２０１８・50：２０３−２０５

＊54 厚生労働省　平成28年度診療報酬改定について
https://www.mhlw.go.jp/file/04-Houdouhappyou-10904750-Kenkoukyoku-Gantaisakukenkouzoushinka/02.pdf

＊55 Nakamura K, et al. Ketogenic Effects of Multiple Doses of a Medium Chain Triglycerides Enriched Ketogenic Formula in Healthy Men under the Ketogenic Diet: A Randomized, Double-Blinded, Placebo-Controlled Study. Nutrients. 2022 ;14（6）:1199. DOI: 10.3390/nu14061199.

＊56 Prentice RL, et al.Low-fat dietary pattern and risk of invasive breast cancer: the Women's Health Initiative Randomized Controlled Dietary Modification Trial. JAMA. 2006 ;295（6）:629-42. DOI: 10.1001/jama.295.6.629.

＊57 『ケトン食の基礎から実践まで 改訂第2版』診断と治療社　２０１８

＊58 Dmitrieva-Posocco O, et al. β-Hydroxybutyrate suppresses colorectal cancer. Nature. 2022 ;605（7908）:160-165. DOI: 10.1038/s41586-022-04649-6.

＊59 Tomita I , et al. SGLT2 Inhibition Mediates Protection from Diabetic Kidney Disease by Promoting Ketone Body-Induced mTORC1 Inhibition. Cell Metab. 2020 Sep 1;32（3）:404-419.e6. DOI: 10.1016/j.cmet.2020.06.020.

＊60 Sada N,et al.Epilepsy treatment. Targeting LDH enzymes with a stiripentol analog to treat epilepsy. Science. 2015;347（6228）:1362-7. DOI: 10.1126/science.aaa1299.

＊61 Youm YH, et al The ketone metabolite β-hydroxybutyrate blocks NLRP3 inflammasome-mediated inflammatory disease. Nat Med. 2015 ;21（3）:263-9. DOI: 10.1038/nm.3804.

＊62 Tognini P, et al. Distinct Circadian Signatures in Liver and Gut Clocks Revealed by Ketogenic Diet. Cell Metab. 2017 ;26（3）:523-538.

e5. doi: 10.1016/j.cmet.2017.08.015.

＊63 服部淳彦　メラトニンとエイジング『比較生理生化学』２０１７；34（1）：2-10

＊64 Cassetta L, et al.Targeting macrophages: therapeutic approaches in cancer.Nat Rev Drug Discov. 2018 Dec;17（12）:887-904. DOI: 10.1038/nrd.2018.169.

＊65 Soeters PB, et al. The anabolic role of the Warburg, Cori-cycle and Crabtree effects in health and disease. Clin Nutr. 2021;40（5）:2988-2998.DOI: 10.1016/j.clnu.2021.02.012.

＊66 Neal EG, et al.The ketogenic diet for the treatment of childhood epilepsy: a randomised controlled trial.Lancet Neurol. 2008 ;7（6）:500-6. DOI: 10.1016/S1474-4422（08）70092-9.
海外のデータですが、２歳から16歳のてんかんの子供をケトン食（54人）と、普通食（49人）で比較したところ、３か月後の発作回数は、普通食では37％も回数が増えたにもかかわらず、ケトン食では38％減少しました。発作回数が50％以上減少した子供は、普通食では４名（６％）だけでしたが、ケトン食群では28名（38％）でした。

＊67 Phillips MCL, et al. Low-fat versus ketogenic diet in Parkinson's disease: A pilot randomized controlled trial. Mov Disord. 2018 ;33（8）:1306-1314. DOI: 10.1002/mds.27390.
この臨床研究では、低脂肪食群（23人、１日あたり脂肪42ｇ、たんぱく質75ｇ、炭水化物２４６ｇ、食物繊維33ｇ、１７５０キロカロリー）と、ケトン食群（24人、脂肪１５２ｇ、たんぱく質75ｇ、炭水化物16ｇ、食物繊維11ｇ、１７５０キロカロリー）で比較検討した結果が報告されています。導入８週間後、神経内科医が評価したところ、パーキンソン病の運動機能には影響を与えなかったようですが、知的機能や思考、抑うつ、意欲や自発性の部分で、ケトン食が特に効果があったことが報告されています。

＊68 Fortier M, et al.A ketogenic drink improves cognition in mild cognitive impairment: Results of a 6-month RCT. Alzheimers Dement. 2021 ;17（3）:543-552. DOI: 10.1002/alz.12206.
認知症の世界には、「アミロイドβ仮説」と呼ばれる有名な仮説があります。これは「アミロイドβというたんぱく質が、凝集して蓄積されることで、神経毒性が出現し、神経細胞が死滅し認知症になる」という仮説です。ところが、「アミロイドβ仮説」に沿って、アミロイドβを除去する薬剤などを用いても、なかなか認知症が改善せず、薬剤開発がうまくいっていません。なぜなら、認知機能や記憶力が、はっきり低下している状態では、神経細胞は、すでに障害を受けており、神経細胞の機能は回復しないと考えられるからです。つまり、まだ脳の神経細胞が、元の状態に戻る可能性のある段階で、薬などで介入すべきだとなってきているのです。その状態を軽度認知障害（ＭＣＩ：Mild Cognitive Impairment）と呼びます。

ケトン体を誘導する中鎖脂肪酸含有飲料を使って、軽度認知障害の患者を対象に、ケトン食群（39人）、プラセボ群（44人）が比較検討されました。摂取前と摂取６か月後に、認知機能を評価したところ、認知機能の改善が認められたことが報告されています。

＊69 Brenton JN, et al. Pilot study of a ketogenic diet in relapsing-remitting MS. Neurol Neuroimmunol Neuroinflamm. 2019 ;6（4）:e565. DOI: 10.1212/NXI.0000000000000565.
多発性硬化症とは､､国の特定疾患に指定される神経難病の一種です。視力障害や、顔の感覚や運動が麻痺したり、様々な神経症状が出現し、再発を繰り返すことで知られる難病です。多発性硬化症においては、再発を繰り返す20人の多発性硬化症患者が、6か月間のケトン食療法を実施しました。試験期間中に多発性硬化症の再発はみられず、疲労感やうつ病スコアが改善されたことが報告されています。多発性硬化症においては、今後、さらなる比較試験が計画されているようです。

＊70 Cunha GM,et al.Efficacy of a 2-Month Very Low-Calorie Ketogenic Diet（VLCKD）Compared to a Standard Low-Calorie Diet in Reducing Visceral and Liver Fat Accumulation in Patients With Obesity. Front Endocrinol（Lausanne）. 2020;11:607. doi: 10.3389/fendo.2020.00607.
非アルコール性の脂肪肝から脂肪肝炎や肝硬変に進行することがわかっており、「非アルコール性脂肪性肝疾患」（ＮＡＦＬＤ）と呼んでいます。ＮＡＦＬＤから肝臓がんが引き起こされるリスクも出てきますので、その場合は、内臓脂肪が沈着した脂肪肝を改善する必要があります。そして、ケトン食はＮＡＦＬＤの治療にも効果が期待されています。研究は、肥満をともなうＮＡＦＬＤの患者39名を、カロリー制限食群（19人）とカロリー制限したケトン食群（20人）に無作為に割り付け、導入前と治療２か月後に様々な評価を行っています。２か月後の評価は、ケトン食群のほうが、カロリー制限食群より優れた体重減少効果と脂肪肝の改善を示したのです。症例の数は少ないのですが、ケトン食のＮＡＦＬＤに対する十分有望な結果が示されています。

第4章　長生きしたければ食事を変えなさい　ケトン食の凄い効果

＊71 厚生労働省　日本人の食事摂取基準（２０２０年版）
https://www.mhlw.go.jp/content/10904750/000586553.pdf

＊72 全がん協加盟施設の生存率協同調査　全がん協生存率　URL ２０２３年移行予定
(https://kapweb.ncc.go-jp/simple)

＊73 国立がん研究センター希少がんセンター　https://www.ncc.go.jp/jp/rcc/about/sarcoma/index.html

＊74 Weber DD, et al. Ketogenic diet in the treatment of cancer - Where do we stand? Mol Metab. 2020 ;33:102-121. DOI: 10.1016/j.molmet.2019.06.026.

＊75 がん悪液質ハンドブック――「がん悪液質：機序と治療の進歩」を臨床に役立てるために
http://jascc.jp/wp/wp-content/uploads/2019/03/cachexia_handbook-4.pdf

＊76 Katakami N,et al. Anamorelin（ONO-7643）for the treatment of patients with non-small cell lung cancer and cachexia: Results from a randomized, double-blind, placebo-controlled, multicenter study of Japanese patients（ONO-7643-04）. Cancer. 2018 ;124 (3) :606-616. doi: 10.1002/cncr.31128.

＊77 田代康次郎、頴川 晋。前立腺癌ラテント癌の頻度と悪性ポテンシャルは？『ＥＢＭ泌尿器疾患の治療２０１５-２０１６』

第5章　健康長寿につながる食事と習慣

＊78 Hidenori Shimizu H , et al.Regulation of host energy metabolism by gut microbiota-derived short-chain fatty acids. Glycative Stress Research 6（3）: 181-191, 2019.

＊79 Matsuyama S, ett al. Association between adherence to the Japanese diet and all-cause and cause-specific mortality: the Japan Public Health Center-based Prospective Study. Eur J Nutr. 2021 ;60（3）:1327-1336. DOI: 10.1007/s00394-020-02330-0.

＊80 Shin S, et al. Dietary pattern and breast cancer risk in Japanese women: the Japan Public Health Center-based Prospective Study（JPHC Study）. Br J Nutr. 2016 ;115（10）:1769-79. DOI: 10.1017/S0007114516000684.

＊81 Shin S, et al. Dietary patterns and prostate cancer risk in Japanese: the Japan Public Health Center-based Prospective Study（JPHC Study）. Cancer Causes Control. 2018 ;29（6）:589-600. doi: 10.1007/s10552-018-1030-3.

＊82 Shin S, et al. Dietary patterns and colorectal cancer risk in middle-aged adults: A large population-based prospective cohort study. Clin Nutr. 2018 ;37（3）:1019-1026. doi: 10.1016/j.clnu.2017.04.015.

＊83 Katagiri R, et al. Association of soy and fermented soy product intake with total and cause specific mortality: prospective cohort study. BMJ 2020; 368 doi: https://doi.org/10.1136/bmj.m34.

＊84 Seino S, et al.. A Community-wide intervention trial for preventing and reducing frailty among older adults living in metropolitan areas: design and baseline survey for a study integrating participatory action research with a cluster trial. J Epidemiol 2019; 29（2）: 73-81.

＊85 Egashira R, et al. The Japan Frailty Scale is a promising screening test for frailty and pre-frailty in Japanese elderly people. Gene. 2022 ;844:146775. DOI: 10.1016/j.gene.2022.146775.

＊86 Takeuchi M, et al. A multidimensional physical scale is a useful screening test for mild depression associated with childcare in Japanese child-rearing women. Front. Psychiatry 2022 Psychological Therapy and Psychosomatics. DOI.org/10.3389/fpsyt.2022.969833

［著者］
萩原圭祐（はぎはら・けいすけ）
大阪大学大学院医学系研究科　先進融合医学共同研究講座　特任教授（常勤）、医学博士。1994年広島大学医学部医学科卒業、2004年大阪大学大学院医学系研究科博士課程修了。1994年大阪大学医学部附属病院第三内科・関連病院で内科全般を研修。2000年大学院入学後より抗IL−6レセプター抗体の臨床開発および薬効の基礎解析を行う。2006年大阪大学大学院医学系研究科呼吸器・免疫アレルギー内科助教、2011年漢方医学寄附講座准教授を経て2017年から現職。2022年京都大学教育学部特任教授兼任。現在は、先進医学と伝統医学を基にした新たな融合医学による少子超高齢社会の問題解決を目指している。2013年より日本の基幹病院で初となる「がんケトン食療法」の臨床研究を進め、その成果を2020年に報告し国内外で反響。その方法が「癌における食事療法の開発」としてアメリカ・シンガポール・日本で特許取得。関連特許取得1件、関連特許出願6件。日本癌治療学会、日本臨床腫瘍学会、日本臨床栄養代謝学会（JSPEN）などの学会でがんケトン食療法の発表多数。日本内科学会総合内科専門医、内科指導医。日本リウマチ学会リウマチ指導医、日本東洋医学会漢方指導医。

ケトン食の名医が教える
糖質制限はやらなくていい
——エビデンスにもとづいた科学的に正しい食事

2023年2月28日　第1刷発行
2024年4月1日　第3刷発行

著　者——萩原圭祐
発行所——ダイヤモンド社
〒150-8409　東京都渋谷区神宮前6-12-17
https://www.diamond.co.jp/
電話／03·5778·7233（編集）　03·5778·7240（販売）

装丁デザイン—田村梓（ten-bin）
本文デザイン&DTP—荒井雅美（トモエキコウ）
イラスト——坂木浩子（ぽるか）
校正————鷗来堂
編集協力——中川賀央
企画協力——ランカクリエイティブパートナーズ
製作進行——ダイヤモンド・グラフィック社
印刷————堀内印刷所（本文）・新藤慶昌堂（カバー）
製本————本間製本
編集担当——高野倉俊勝

ISBN 978-4-478-11650-0